給食の運営管理実習テキスト

第9版

編者

石田裕美
松月弘恵
堀端　薫

著者

辻村由美
三好恵子
山部秀子

第一出版

■編　者■

石田裕美　女子栄養大学

松月弘恵　日本女子大学

堀端　薫　女子栄養大学

■著　者■

辻村由美　女子栄養大学

三好恵子　女子栄養大学短期大学部

山部秀子　札幌保健医療大学

■執筆協力者■（五十音順）

大石邦枝　元静岡県立大学

長嶋智子　城東スポーツ整形クリニック

新沼悦子　元川村学園女子大学

西堀すき江　元東海学園大学

山谷昭美　元聖霊女子短期大学

目　次

学内給食の運営・管理実習要項

1　目　標

管理栄養士・栄養士の業務内容の１つである給食の管理運営の方法と技術を習得するために，学内の給食施設において，給食の運営・管理実習を行う。

この実習は，管理栄養士・栄養士免許取得の必修単位の１つである給食管理実習として計画されている。

実習生は，すでに学んだ給食管理の理論，栄養学，食品学，衛生学，調理学などの知識を生かして，特定集団を対象にした，食事計画，食品管理，大量調理の方法，調理作業の計画と実際，施設・設備，衛生管理などの実務を行う。更に，実際の給食の管理運営に必要な研究テーマで実験，観察，調査を行い，また，給食における栄養教育の実際と効果判定などを行う。この実習を通じて，給食の管理運営に携わる栄養士のあり方について研修する。

2　実習の進め方

実習は，調理・供食実習，管理実習とその計画を行う事前準備，実習後のまとめのすべての作業をさし，栄養士，及び調理員としての業務を交替で行う。進め方は次のとおりとする。

(1) 総合オリエンテーション：概要説明，グループ配分，作業分担

(2) 事前準備：各種計画表（献立表，食材発注日計表，作業工程表，衛生管理計画表，実験・調査計画表，栄養教育計画表）の作成・試作

(3) 計画発表・検討会；調理・供食実習，管理実習のための最終打ち合わせと注意事項の確認

(4) 調理・供食実習：食材の検収，前日の準備，調理，供食，給食を媒体とした栄養教育及び実験・調査，後片付け

(5) 反省会；調理・供食実習のまとめ，レポート作成

(6) 総合評価会；役割分担のテーマに沿って期間全体を評価

3　実習単位の認定と評価

(1) 出席状況

(2) 実習期間中の各業務における実習態度に対する評価

(3) レポート（記録表，個人レポート，グループレポート）

4 役割分担

(1) 栄養士担当：① 食事計画・栄養計画に基づいた献立作成を行う。
② 食材発注・作業工程等を計画し，担当の調理員に指示をする。
③ 栄養教育・実験調査及び衛生管理を計画し，実施する。
④ 帳票類を整理し，各種計画に対する評価を行う。
⑤ 計画発表会*1，朝礼*2，試食会*3，反省会などの計画・運営を行う。

(2) 調理員担当：栄養士の指示を受け，調理・供食サービス・片付けなどの作業を行う。分担された業務は，指示どおり責任をもって行う。

作業後，実際に作業した立場からその日の作業について評価を行う。

＊1　計画発表会…実習計画全体の説明，計画表調整
献立表：料理の概要，下処理の方法，調理の手順
作業工程表:作業分担，調理工程の詳細，使用機器，調理条件，食材料投入順序，片付けの指示
実験・調査:テーマ設定理由，項目，方法・担当
栄養教育:テーマ設定理山，項目，方法・担当
衛生管理計画:大腸菌簡易検査項目，方法・担当

＊2　朝　礼………抗拶，出欠の確認
健康観察，個人衛生(身仕度)などのチェック
献立・各作業の確認

＊3　試食会………検食簿記入
食事の評価
ディスカッション

＊4　反省会………実習後の反省，帳票の整理の結果報告，考察
計画と実施の差異の有無，及び要因分析
発表項目:献立，食数，食材日計表，重量調査結果，調理作業と作業管理，料理レシピ，実験・調査結果，栄養教育結果

memo

5　調理・供食実習時間配分

（例）

	9:10	9:10〜9:20	9:20〜10:00〜11:00	12:00	12:20	12:20〜13:00	13:00〜13:30	13:30〜14:00〜14:30	14:30〜15:00	16:00	
準備日			計画表の作成 ビデオ 厨房準備 業務分担	直前の注意		昼食 休憩	発表会準備 媒体作成	発表会準備 媒体作成	計画発表会*1	検収 下処理	
栄養士担当	集合・身仕度	検収 朝礼*2	全体調整，衛生検査 帳票の整理，食堂準備 調理指示，記録チェック 栄養教育 ［記録］作業工程，調理条件 調理中の重量，温度測定	でき上がりチェック でき上がり重量 盛り付け重量 サンプルケース （写真）	供食開始	喫食者 サービス 栄養教育	供食量 残菜量 チェック 保存食の 摂取	試食会*3	帳票整理 データ集計	反省会*4 各管理業務ごとに 報告・評価・ 改善案の提案	終礼
調理員担当	集合・身仕度	朝礼 調理台準備	食材配分 調理・サービス準備	盛り付け準備	供食開始	盛り付け サービス 片付け	片付け 食事の 準備	（休憩含む）	片付け	次回の打ち合せ 計画確認	終礼

（本学の計画）

準備日	
担当	
担当	

6　実習上の注意

(1) 実習期間中の遅刻，欠席はいずれの場合においても，必ず担当教員に連絡し，その指示に従う。また遅刻，欠席届けを必ず提出すること。

(2) 自分の役割に責任をもった上で，グループワークに積極的に参加する。

(3) 担当教員及びグループ内での連絡を密にとり，提出物などの期限を厳守する。

(4) 実習中，自分の作業分担，内容については確実に理解できるよう，事前に確認すること。

(5) 調理・供食実習期間中の注意。

①登校した際に出席簿に捺印する。

②昼食は，原則として，実習施設のものをとる。但し，昼食代（食材費のみ）は，実習生負担とする。

③挨拶，あるいは仕事をたのまれた時の返事などは，ハッキリとすること。

(6) 持参品:給食の運営管理実習テキスト（本書），給食管理実習記録（本書巻末），教科書，食品成分表，清潔な調理実習着・前かけ・帽子（三角巾），包丁（研いで前日に提出），電卓，印鑑，名札，筆記用具

連絡先 ＿＿＿＿＿＿＿＿＿＿ 研究室　TEL ＿＿＿＿＿＿＿＿

FAX ＿＿＿＿＿＿＿＿

担当教員名 ＿＿＿＿＿＿＿＿＿＿＿＿＿＿＿＿＿＿＿＿

7　衛生上の注意

細菌検査

細菌検査（赤痢菌，サルモネラ菌，O－157など）は必ず全員が行い，結果が陰性（保菌していない）でなければ，調理・供食実習に入ることができない。

① 指示に従い各自容器を準備する。

② 提出日は原則として調理・供食実習の１～２週間前とする。

③ 提出日，場所，時間は指示に従って提出する。

提出日 ＿＿＿＿＿＿＿＿＿＿＿＿＿

場　所 ＿＿＿＿＿＿＿＿＿＿＿＿＿

時　間 ＿＿＿＿＿＿＿＿＿＿＿＿＿

④ 細菌検査を行わない者は調理・供食実習に入ることができないので，指定日の定時刻に提出できない場合には，必ず担当教員に相談すること。

⑤ 細菌検査結果については，提出１週間後に各自が研究室まで確認にくること。

個人の衛生管理

① 調理・供食実習中の服装は，作業しやすい服装（Tシャツ・ズボン等，Gパン・スカート不可）とし，清潔な調理実習着・前かけを着用し，帽子または三角巾を正しくつける。

② 履物は厨房内では専用の履物とし，指定された場所で履きかえる。

③ つめは短く切り，マニキュアはつけない。指輪，時計，ネックレス，イヤリング，ピアス等は，はずすこと。また髪の毛の長い者は，きちんとまとめてくること。

④ 入室の際，仕事を始める前には指定された方法により手を洗浄する。また調理中でも必要な時には手の洗浄を行う。

⑤ 実習室外へ出る時，トイレに行く際には，調理実習着を脱ぐこと。

⑥ 下痢した時，風邪の時，手指が化膿している，その他身体に不調がある場合には，担当教員に申し出ること。

調理中の衛生管理

① 材料は，種類，用途に応じた衛生的取り扱いを行うこと。

② 調理器具類・布巾等は，用途に応じた区分に従い使用し、使用後の洗浄，消毒を適切に行う。

本実習施設では器具を次のように区分している。

下処理用（　　　　　　　）

加熱前の魚肉用（　　　　　　　）

生食用及び加熱後の食品・料理用（　　　　　　　）

③ 大量調理施設衛生管理マニュアル（平成9年3月24日衛食第85号別添，最終改正平成29年6月16日付生食発0616第1号）に基づき，食中毒事件の原因究明のために，毎回検査用保存食を採取・保存する。

保存方法・期間等：保存食は，原材料及び調理済み食品を，食品ごとに50g程度ずつ清潔な容器（ビニール袋等）に密封して入れ，－20℃以下で2週間以上保存すること。原材料は，特に洗浄・消毒等を行わず，購入した状態で保存すること。

災害発生時の対応

① 直ちに，ガスの火，水道，電気を近くにいる者が止める。

② 担当教員の指示に従う。

③ 余裕があれば元栓を締める。

その他の注意事項

memo

資　料

HACCP導入のポイント

原材料の受入れ・下処理段階における管理

① 納入業者による微生物，理化学検査結果の提出。

② 品質，鮮度，品温をチェックする。搬入時刻，室温，品温，冷蔵・冷凍庫温度を記録する。

③ 専用の容器に移しかえ，食材の種類ごとに保管する。

④ 野菜，果物：加熱しない場合は，流水で洗浄し，必要に応じて殺菌後，流水で十分すすぎ洗いする。

↓

原材料保管

① 食肉　10℃以下，生鮮魚介類　5℃以下，冷凍食品　－15℃以下など。

② 冷蔵・冷凍庫温度，室温・湿度を毎日チェックし，記録する。

二次，交差汚染防止

① 手指洗浄殺菌　作業開始前，トイレ後，休憩後，汚染物に触れた後，生ものの加工から調理加工へのシフト時，等。

② まな板洗浄殺菌　調理前，一工程終了後，作業終了後。

③ 包丁洗浄殺菌　調理前，一工程終了後，作業終了後。

④ ダスター洗浄殺菌　洗浄→すすぎ→100℃ 5分間以上の煮沸殺菌を行う。

↓

調　理

① 加熱中心温度75℃で，1分間以上（二枚貝等ノロウイルス汚染のおそれのある食品の場合は85～90℃で90秒間以上）。

確認事項：油温，グリドル温度，スチームコンベクションオーブン温度，設定温度・加熱時間　（記録　　　　　）

② 加熱調理後，食品冷却は30分以内に中心温度を20℃付近（60分以内に中心温度を10℃付近）まで下げる。

↓

提　供

調理後30分以内に提供する。それ以外の場合は，10℃以下または65℃以上で保管。

調理後2時間以内に喫食。

学内給食管理実習計画

1　実習日程

内　容	月　日	時　間	教室番号
1．オリエンテーション	月　　日（　）		
2．献立会議	月　　日（　）		
3．計画表作成	月　　日（　）		
4，計画発表・検討会	月　　日（　）		
5，総合評価会説明会	月　　日（　）		
6．総合評価会準備	月　　日（　）		
7．調理・供食実習			
①（　　　　　　）	月　　日（　）		
②（　　　　　　）	月　　日（　）		
③（　　　　　　）	月　　日（　）		
④（　　　　　　）	月　　日（　）		
⑤（　　　　　　）	月　　日（　）		
⑥（　　　　　　）	月　　日（　）		
8．総合評価会運営委員会	月　　日（　）		
9．総合評価会	月　　日（　）		

注）1．調理・供食実習の前に細菌検査を行う。
　　2．調理・供食実習及び総合評価会の前日にはグループワークが必要な場合もある。

2　グループ分担表

	調理・供食実習	総合評価会
グループ名		
リーダー		
サブリーダー		
主な担当業務		

3 実習計画の進め方

		(作成帳票名)
(1) 食事計画	喫食者の条件，喫食者数，食費配分，食事時刻，調理条件の把握（人，設備），食品の入手条件，供食方法	食事計画表（No.1）
(2) 栄養計画	給与栄養目標量，献立作成基準（食品構成など），PFCエネルギー比率	食事計画表（No.2）
(3) 期間献立計画	主材料別，調理方法別，和・洋・中別	期間献立計画表（No.3）
(4) 日別献立計画	料理名，食品名，1人当たり重量，エネルギー量及び栄養素量計算，群別点数，価格，調理法（下処理，主調理），盛り付け指示（使用食器名，盛り付け図），純使用量（人数分），調味量計算（%），でき上がり重量	料理別献立表（No.5） 栄養量算定用献立表（No.6，7） レシピ（作業指示書）（No.8）
(5) 食品購入計画	食品名，1人分重量，総使用量，購入量，購入先，価格	食材発注日計表（No.9）
(6) 作業計画	調理，配食，後片付け，食器洗浄，作業工程（時間，使用機器，人数配分）	作業工程表（No.12）
(7) 栄養教育計画	栄養情報の提供：教育媒体，献立表・栄養素量・点数法による指導（4群，6群，その他）・栄養比率などの掲示	栄養教育計画と評価（No.14）
(8) 実験・調査計画	衛生検査（水質検査，大腸菌群簡易検査，洗浄・残留テスト），廃棄量，調理工程別の重量変化，でき上がり重量，残菜量，作業工程の評価（時間，使用機器，人員配分），タイムスタディー，嗜好調査，適温調査，その他	衛生・安全チェック表（No.13－1～4） 実験計画と結果及び考察（No.15） その他の調査計画表
(9) 喫食者サービス計画	配膳サービス計画，喫食者指導，食堂整備	
(10) 計画全体の調整	各計画の発表・調整．各人の作業確認	

4　食事計画

		例	本学の計画
(1)	食数規模	150～200食	
(2)	供食方法	単一定食	
(3)	供食回数	1回食（昼食）	
(4)	供食時間	12：20～13：00	
(5)	喫食対象者	18歳・19歳・20歳女子学生	
(6)	給与栄養目標量	p.12参照	
(7)	食品構成		
(8)	食費	350円（表a，b参照）	
(9)	施設・設備	p.30～35のレイアウト及び機器能力表参照	
(10)	実習生	20～27人 栄養士担当：10～15人 調理員担当：10～15人	
(11)	備考		

a. 給食費の内訳
（例）

項目		1食当たりの経費(円)	割合(%)
食材費		350	70
その他の経費	水光熱費	40	8
	衛生費	35	7
	消耗品費	50	10
	修繕費	20	4
	雑費	5	1
合計		500	100.0

注）人件費は除いてある。

b. 食品群別1食当たりの食材費
（例）

食品群	重量(g)	単価(円/100g)	1食当たりの価格(円)	廃棄率(%)
乳・乳製品	20	30	6.0	
卵	15	30	4.5	10
魚介・肉類	50	175	87.5	
豆・豆製品	30	32	9.6	
緑黄色野菜	75	60	45.0	15
淡色野菜	110	60	66.0	10
いも類	40	35	14.0	15
果物	45	65	29.3	15
穀物	90	60	54.0	
砂糖	9	30	2.7	
油脂	6 (12)	65	7.8	
調味料・嗜好品			15.0	
合計			341.4	

注）重量は，廃棄率を見込んだものである。

（本学の計画）

項目		1食当たりの経費(円)	割合(%)
食材費			
その他の経費	水光熱費		
	衛生費		
	消耗品費		
	修繕費		
	雑費		
合計			

注）人件費は除いてある。

（本学の計画）

食品群	重量(g)	単価(円/100g)	1食当たりの価格(円)	廃棄率(%)
乳・乳製品				
卵				
魚介・肉類				
豆・豆製品				
緑黄色野菜				
淡色野菜				
いも類				
果物				
穀物				
砂糖				
油脂				
調味料・嗜好品				
合計				

注）重量は，廃棄率を見込んだものである。

5　栄養計画

給与栄養目標量の設定

（例）

	エネルギー[a]（kcal）	たんぱく質[b]（g）	脂質[c]（g）	食物繊維総量（g）	カルシウム（mg）	鉄（mg）	食塩相当量（g）	ビタミン			
								A（μgRAE）	B_1（mg）	B_2（mg）	C（mg）
1日の目標	2,000	83(65～100)	56(44～67)	18以上	650	10.5	6.5未満	650	1.1	1.2	100
昼食の目標(35%)	700	28(22～34)	20(16～23)	6.3以上	230	3.7	2.4未満	230	0.4	0.4	35

a）20歳　女性　身体活動レベルⅡ
b）たんぱく質エネルギー比：16.5（13～20）%
c）脂質エネルギー比：25（20～30）%
注）「日本人の食事摂取基準2020年版」に基づく。

食品構成

（例）４つの食品群による食品構成とエネルギー及び栄養素量

食品群名		分量（g）	エネルギー（kcal）	たんぱく質（g）	脂質（g）	炭水化物（g）	食物繊維（g）	カルシウム（mg）	鉄（mg）	ビタミン			
										A（μgRAE）	B_1（mg）	B_2（mg）	C（mg）
1群	乳・乳製品	25	20	0.9	1.3	1.2	0.0	31	0.0	12	0.01	0.04	0
	卵	15	38	1.8	1.6	0.0	0.0	8	0.3	24	0.01	0.06	0
2群	魚介類	20	22	3.8	0.6	0.1	0.0	7	0.1	5	0.02	0.03	0
	肉類	30	59	5.9	3.6	0.0	0.0	2	0.3	5	0.08	0.05	1
	豆・豆製品	30	41	2.8	2.0	2.9	1.1	41	0.6	0	0.04	0.01	0
3群	緑黄色野菜	70	21	1.0	0.1	4.7	1.6	30	0.6	196	0.05	0.06	21
	淡色野菜	100	35	2.3	0.3	8.2	3.5	22	0.7	5	0.07	0.13	10
	いも類	35	37	0.4	0.0	8.8	0.6	6	0.2	0	0.03	0.01	9
	果物	50	29	0.3	0.2	7.0	0.6	6	0.1	8	0.02	0.01	14
4群	穀類	90	288	6.4	2.0	59.1	1.3	17	0.7	0	0.10	0.03	0
	砂糖	10	36	0.0	0.0	9.3	0.0	1	0.0	0	0.00	0.00	0
	油脂	10	89	0.0	9.7	0.0	0.0	0	0.0	3	0.00	0.00	0
合計			715	25.6	21.4	101.3	8.7	171	3.6	258	0.43	0.43	55

脂質エネルギー比；27.9%　　たんぱく質エネルギー比：16.6%　　穀物エネルギー比：41.9%　　動物性たんぱく質比：46.9%

〈例：期間献立作成の条件（8日間の場合，目安）〉

主食：米 $85 \times 5 = 425$	82	主菜：魚 $75 \times 2 + \alpha = 160$　20	その他：みそ汁2～3回
パン $80 \times 2 = 160$		肉 $70 \times 3 + 20 \times 2 = 250$　30	豆腐を使った汁　1回
めん $90 \times 1 = 90$		豆 $100 \sim 150 \times 2 \fallingdotseq 250$　30	牛乳の入った汁　1回
		卵 $80 \times 1 + \alpha = 85$　13	乳製品を使ったデザート1回

注）他の方法で食品構成を作成する場合は，p.14を参照（帳票No.2）。
　その際の分類及び食品群別荷重平均成分表はp.48～49を用いる。

（本学の計画）

	エネルギー[a] (kcal)	たんぱく質[b] (g)	脂質[c] (g)	食物繊維総量 (g)	カルシウム (mg)	鉄 (mg)	食塩相当量 (g)	ビタミン			
								A (μgRAE)	B_1 (mg)	B_2 (mg)	C (mg)
1日の目標											
昼食の目標(35%)											

a）20 歳　女性　身体活動レベルⅡ
b）たんぱく質エネルギー比：16.5（13 ～ 20）％
c）脂質エネルギー比：25（20 ～ 30）％

（本学の計画：上記の設定の場合）

食品群名		分量 (g)	エネルギー (kcal)	たんぱく質 (g)	脂質 (g)	炭水化物 (g)	食物繊維 (g)	カルシウム (mg)	鉄 (mg)	ビタミン			
										A (μgRAE)	B_1 (mg)	B_2 (mg)	C (mg)
1群	乳・乳製品												
	卵												
2群	魚　介　類												
	肉　　類												
	豆・豆製品												
3群	緑黄色野菜												
	淡 色 野 菜												
	い　も　類												
	果　　物												
4群	穀　　類												
	砂　　糖												
	油　　脂												
合　　計													

注）他の方法で食品構成を作成する場合は，p.14 を参照（帳票 No.2）。
その際の分類及び食品群別荷重平均成分表は p.48 ～ 49 を用いる。

帳票No.2 食品構成表

グループ名		実施日	月　日（　）
クラス	No.	氏名	

食品群名		分量(g)	エネルギー(kcal)	たんぱく質(g)	脂質(g)	炭水化物(g)	食物繊維(g)	カルシウム(mg)	鉄(mg)	ビタミンA(μgRAE)	ビタミンB_1(mg)	ビタミンB_2(mg)	ビタミンC(mg)	備考
① 穀類	米													エネルギーバランス たんぱく質　　% 脂質　　% 穀類　　% 動物性たんぱく質　　%
	パン類													
	めん類													
	その他の穀物													
	計	／												
② いも類	じゃがいも類													
	こんにゃく類													
	計	／												
③ 砂糖類														
④ 菓子類														
⑤ 油脂類	動物性													
	植物性													
⑥ 豆類	豆・大豆製品													
⑦ 魚介類	生物													
	塩蔵・缶詰													
	練り製品													
⑧ 肉類	生物													
	その他の加工品													
⑨ 卵類														
⑩ 乳類	牛乳													
	その他の乳類													
⑦～⑩計		／												
⑪ 野菜類	緑黄色野菜													
	漬物													
	その他の野菜													
⑫ 果実類														
⑬ 海藻類														
⑪～⑬計		／												
⑭ 調味料類														
⑮ 調理済み流通食品類														
合　計		／												
給与栄養目標量		／												
比率（%）		／												

6　献立計画

給食では，大量調理を継続的に取り扱うために，献立計画が給食運営の計画書となり，次いで作業の指示書へ展開される。

献立は，食事計画，栄養計画に基づき適正な食品の種類と量を用い，喫食者の嗜好・食材費・従業員・施設設備を考慮し作成する。給食運営には欠かせないものである。

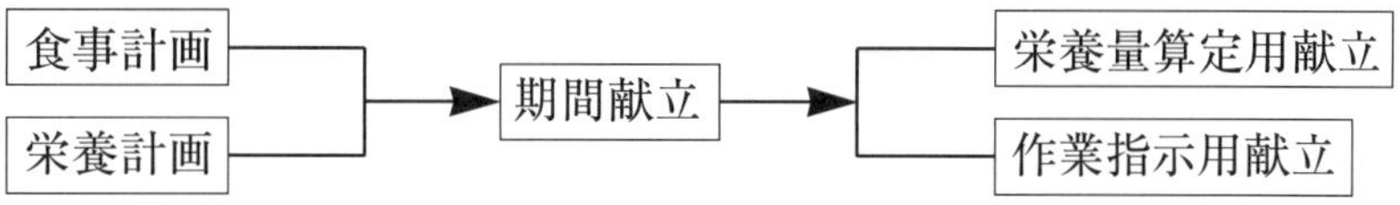

献立作成の手順

食事パターンの決定

① 主菜＋付け合わせ，② 副菜，③ 小付け，④ 汁，⑤ 主食を選択：白飯（胚芽精米あるいは精白米）・変わり飯・パン・めん・パスタ，⑥ デザート。

主菜の決定

主材料，調理方法，料理形態等により期間中の主菜の配分をする。

副菜・その他の決定

主菜の決定後，以下の点に留意して全体のバランスを考える。

① 栄養量，② ボリューム，③ 形態，④ 色彩，⑤ 器の選択，⑥ 食材の使い方*1，⑦ 作業性*2，⑧ 価格の調整。

*1　食材の使い方

a. 食品の選択：季節の旬の野菜を使う。
主菜で使われている食品は避ける。

b. 調理法の選択：主菜の調理法と異なった調理法を考える。
（例）　主菜が揚げ物の場合は，副菜には油を使わない調理法にするなど。

*2　作業性

a. 作業量と機器の配分：主菜の作業により，副菜の作業を考える。
（例）　主菜が手間のかかる料理の場合は，副菜には簡単な料理を用いる。

帳票No.3 期間献立計画表（15日間）

グループ名	実施日	月　日（　）
クラス　No.	氏名	

	主食			主菜の配分												区分別料理名					
				様式別			主材料別				調理方法別					主菜	副菜	副菜	汁	デザート フルーツ	お茶
	米	パン	めん	和	洋	中	肉	魚	卵	豆	揚	焼	煮	炒	蒸						
1	○			○			豚				○					豚カツ(和風ソース)	なすのお浸し		みそ汁(さやえんどう、麩)		ほうじ茶
2	○					○			○			○				カニ玉	ナムル		中華スープ	いちごのムース	ウーロン茶
3		○			○			○							○	白身魚のラビゴットソース	ポテトサラダ		ミネストローネ		アイスティー
4	○					○				○				○		麻婆豆腐	いんげんのごま和え		春雨スープ	フルーツポンチ	ウーロン茶
5		○			○		鶏						○			鶏のクリーム煮	カラフルサラダ			グレープフルーツゼリー	紅茶
6	○			○			牛					○				和風ミートローフ(ししとう添え)	キャベツの甘酢漬け		若竹汁	いちご、キウイフルーツ	ほうじ茶
7	○			○				○					○			白身魚のおろし煮	白和え		さつま汁		ほうじ茶
8		○			○				○		○					スコッチエッグ(アスパラ、トマト添え)			野菜スープ	オレンジ	紅茶
9	○					○	豚							○		中華丼	中華サラダ	抜絲地瓜	スープ		ウーロン茶
10			○			○	鶏								○	棒々鶏冷麺	かぼちゃのサラダ			タピオカフルーツ	ウーロン茶
11	かわり○			○				○				○				カツオのごま風味焼き	五目煮		かぶのみそ汁		ほうじ茶
12		○			○					○			○			ガルバンゾービーンズカレー	コンビネーションサラダ			夏みかんゼリー	アイスティー
13		○			○			○			○					ミックスフライ(マッシュポテト)			ジュリエンヌスープ	フルーツヨーグルト	紅茶
14	○					○	牛							○		牛肉のカキ油炒め	酸辣菜		粟米湯	牛乳羹	ウーロン茶
15	○			○					○			○				三色そぼろ丼	新じゃがの炒め煮		沢煮椀	フルーツみつ豆	ほうじ茶
計	9	5	1	5	5	5	6	4	3	2	3	4	3	3	2						

帳票No.4 給食管理実習献立一覧表

グループ名	実施日　　月　　日（　）
クラス　　No.	氏名

	1	2	3	4	5
a	4月 13日（火）　和 豚 揚 豚カツ（和風ソース） なすのお浸し みそ汁（さやえんどう，麸） ご飯 ほうじ茶	4月 20日（火）　中 豆 炒 麻婆豆腐 いんげんのごま和え 春雨スープ フルーツポンチ ご飯 ウーロン茶	5月 11日（火）　和 魚 煮 白身魚のおろし煮 白和え さつま汁 ご飯 ほうじ茶	5月 18日（火）　中 鶏 蒸 棒々鶏冷麺 かぼちゃのサラダ タピオカフルーツ ウーロン茶	5月 25日（火）　洋 魚 揚 ミックスフライ（マッシュポテト） ジュリエンヌスープ フルーツヨーグルト ロールパン（いちごジャム） 紅茶
	喫食対象	喫食対象	喫食対象	喫食対象	喫食対象
b	4月 14日（水）　中 卵 焼 カニ玉 ナムル 中華スープ いちごのムース ご飯 ウーロン茶	4月 21日（水）　洋 鶏 煮 鶏のクリーム煮 カラフルサラダ グレープフルーツゼリー レーズンパン，ライ麦パン 紅茶	5月 12日（水）　洋 卵 揚 スコッチエッグ（アスパラ，トマト添え） 野菜スープ オレンジ フランスパン（いちごジャム） 紅茶	5月 19日（水）　和 魚 焼 カツオのごま風味焼き 五目煮 かぶのみそ汁 たけのこご飯 ほうじ茶	5月 26日（水）　中 牛 炒 牛肉のカキ油炒め 酸辣菜 粟米湯 牛乳羹 ご飯 ウーロン茶
	喫食対象	喫食対象	喫食対象	喫食対象	喫食対象
c	4月 15日（木）　洋 魚 蒸 白身魚のラビゴットソース ポテトサラダ ミネストローネ バターロール，フランスパン（マーマレード） アイスティー	4月 22日（木）　和 牛 焼 和風ミートローフ（ししとう添え） キャベツの甘酢漬け 若竹汁 いちご，キウイフルーツ ご飯 ほうじ茶	5月 13日（木）　中 豚 炒 中華丼 中華サラダ スープ 抜絲地瓜 ご飯 ウーロン茶	5月 20日（木）　洋 豆 煮 ガルバンゾービーンズカレー コンビネーションサラダ 夏みかんゼリー アイスティー	5月 27日（木）　和 卵 焼 三色そぼろ丼 新じゃがの炒め煮 沢煮椀 フルーツみつ豆 ほうじ茶
	喫食対象	喫食対象	喫食対象	喫食対象	喫食対象

献立作成時のポイント

実習では期間献立表・日別献立表（栄養量算定用献立表，レシピ（作業指示書））を作成する。記入上の注意点を次にあげる。

① 献立は栄養士担当が作成する。

② 主菜，付け合わせ，副菜，汁，主食，デザートの順に記入し，各料理ごとに線を引き区分する。

③ 栄養素量の計算は成分表の有効数字と同様とし，四捨五入で行う。

④ 食品ごとの純使用量は，量に応じて有効数字を決め，適切な単位（kg，g）を用いる。

⑤ 食品ごとの使用量とは，純使用量に廃棄量がプラスされた数値である。使用量の計算は次のとおりである。

$$使用量 = 純使用量 \times \frac{100}{100 - 廃棄率} \quad または \quad 純使用量 \times 発注係数^{*}$$

（*p.19，7 食材計画参照）

⑥ 価格計算は0.0円までを有効数字とする。以下を四捨五入する。価格表にないものは，各自が調べて記入する。

⑦ 料理ごと，あるいは下味ごとに調味パーセント（塩分・糖分・油・だしなど）を記入し，何に対してのパーセントであるかを明記する。

⑧ 塩分パーセントから，みそ，しょうゆ，ブイヨンなどの量に換算することを忘れないようにすること。

換算方法：いずれも塩の重量に対し，しょうゆ6倍，みそ6～8倍の重量。ブイヨンは使用重量の60%が塩と考える。

⑨ 即席だしを使用する時には、でき上がりのスープに対して重量比で，ブイヨン0.5%，顆粒状（和風・中華風）0.5%として使用量を決め，この際この分の塩分を考慮することを忘れないようにする。また，具の種類により調整する。

⑩ 汁及び煮込み料理は、でき上がり量を考慮した塩分パーセントとする。

⑪ だしをとる際に回転釜を使用する時は，蒸発量を考慮し，水の使用量**を決める。

**水の使用量 ＝ だしの調整量 ＋ 具加熱のための蒸発量

だし調整による蒸発量の目安：煮干し・かつお節・昆布…10%，鶏ガラ…50%。

⑫ ご飯の水の量は重量比で，立型ガス炊飯器では，精白米1.4倍，胚芽精米1.5倍として使用量を決める。

⑬ 料理ごとに切り方，調理法のポイントを入れる。

⑭ 日付けは調理・供食実施日を記入。

献立表の具体的な書き方

① 食事計画，栄養計画，献立計画（帳票No.1～3）に基づき，料理別献立表（帳票No.5）と栄養量算定用献立表（料理別）（帳票No.6）を作成する。

② 料理別の栄養量をまとめる（帳票No.7）。

③ 料理別献立表をまとめ，レシピ（帳票No.8）を作成する。

④ 帳票（帳票No.5 ～ 8）は実施後計画に変更がでた場合，赤ペンで訂正しておく。

⑤ 変更に応じ料理別栄養量を算定し直し，実施の栄養量及び残菜を考慮した推定摂取栄養量を帳票No.7に作成する。

7 食材計画

レシピ（作業指示書，帳票No.8）に沿って食材計画を立てる。

食材発注日計表（発注用）の書き方（帳票No.9）

① 食品ごとに１人分使用量，人数分の総使用量ならびに発注量を記入する。購入に関しては g，kg，L，缶，個，枚，匹などの単位を明確にする。また購入先について，米・乾物，缶詰，調味料は在庫品と記入する。

② 廃棄率は別表（p.22）及び食品成分表を参考とし，発注量を計算する。

③ 検収時の購入量及び単価によって，食材料原価を計算する。総材料費の有効数字は円とし，１人分は0.0円まで計算し，それ以下は四捨五入する。

④ 使用量の有効数字は食品及び量により異なる。

⑤ 購入量は食品により余裕を含むことがある。

発注書（帳票No.10）

食材発注日計表（帳票No.9）を基に，業者別に発注書に書き出す。

帳票No.5 料理別献立表

料理名　豚カツ　せんキャベツ

食品名	1人分 純使用量（g）	調味（%）	廃棄（%）	使用量（g）	価格（円）	発注・調理上のポイント
豚ロース脂身なし	70			70	135.8	・肉は筋切りをし，塩，こしょうを混ぜておき，バットに並べながら下味を振る。
（塩	0.35	0.5		0.35		
こしょう	0.02			0.02		
小麦粉	4	6		4	0.7	・小麦粉，パン粉を計量しておき，小出しにしながら衣をつける。
（卵	5	8	13	5.7	1.4	
水	3			3		
パン粉	10	15		10	3.6	・卵は割りほぐし，水を計量し混ぜ，卵液をつくり，衣をつける。
白絞油	9				5.4	
キャベツ	30		10	33.3	6.7	・余分な衣は はたき落とす。
パセリ	3		25	4	8.0	・揚げ油は21.0kg準備
ウスターソース	8			8	2.7	・キャベツは せん切り ・パセリは適当な大きさに分ける。 ・ソース差し3本に注ぎ分けサービステーブルに出す。 1回に12枚 180℃ 3分で揚げる 全14回揚げる 11:30から揚げたものはバットに網をおき，立てかけるように並べて温蔵庫に保温しておく。

エネルギー	たんぱく質	脂質	塩分	価格	盛り付け予定量
307 kcal	16.3 g	19.5 g	1.3 g	164.3 円	豚カツ 80 キャベツ 30 g

グループ名	実施日	月　日（　）
クラス　No.	氏名	

◆ 調理工程と作業分担

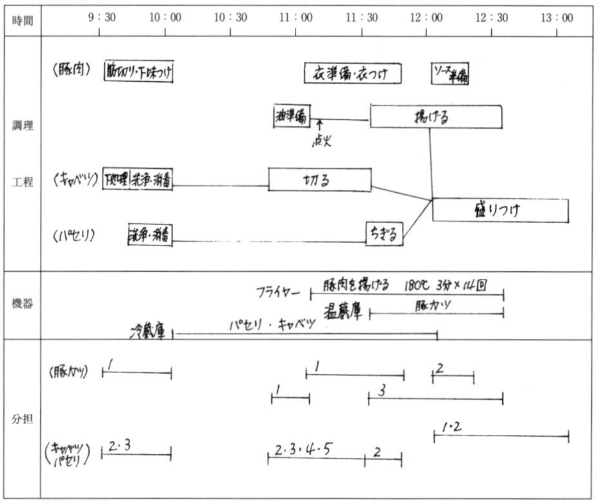

◆ 食器と盛り付け図

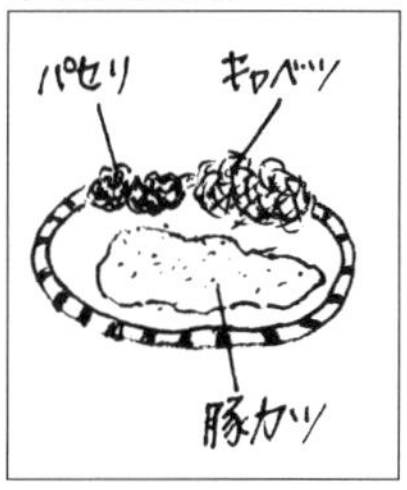

◆ 配膳場所

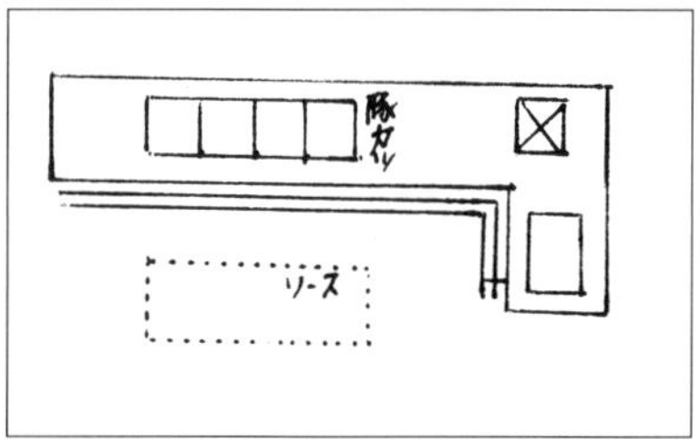

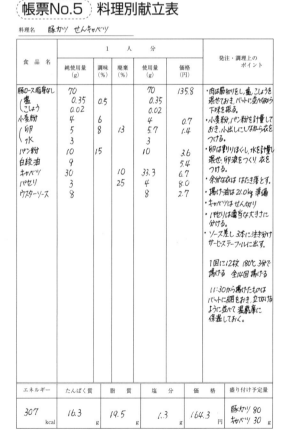

帳票No.6 栄養量算定用献立表(料理別)

グループ名	実施日	月　日(　)
クラス　No.	氏名	

料理名	食品名	純使用量 1人分 (g)	エネルギー (kcal)	たんぱく質 (g)	脂質 (g)	炭水化物 (g)	食物繊維 (g)	カルシウム (mg)	鉄 (mg)	ナトリウム (mg)	食塩相当量 (g)	ビタミン A (μgRAE)	ビタミン B1 (mg)	ビタミン B2 (mg)	ビタミン C (mg)	備考	
豚カツ	豚ロース脂身なし	70	141	14.8	8.3	0.2	0.0	4	0.2	32	0.1	4	0.53	0.11	1		
	塩	0.35	0	0.0	0.0	0.0	0.0	0	0.0	137	0.3	0	0.00	0.00	0		
	こしょう	0.02	0	0.0	0.0	0.0	0.0	0	0.0	0	0.0	0	0.00	0.00	0		
	小麦粉	4	15	0.3	0.1	3.0	0.1	1	0.0	0	0.0	0	0.01	0.00	0		
	卵	5	8	0.6	0.5	0.0	0.0	3	0.1	7	0.0	8	0.00	0.02	0		
	パン粉	10	37	1.5	0.7	6.3	0.4	3	0.1	46	0.1	0	0.02	0.00	0		
	白絞油	9	83	0.0	9.0	0.0	0.0	0	0.0	0	0.0	0	0.00	0.00	0		
せんキャベツ	キャベツ	30	7	0.4	0.1	1.6	0.5	13	0.1	2	0.0	1	0.01	0.01	12		
	パセリ	3	1	0.1	0.0	0.2	0.2	9	0.2	0	0.0	19	0.00	0.01	4		
	ウスターソース	8	9	0.1	0.0	2.1	0.0	5	0.1	264	0.7	0	0.00	0.00	0		
																4群点数	
																1群	0.1
																2群	1.8
																3群	0.1
																4群	1.8
合計			301	17.8	18.7	13.4	1.2	38	0.9	488	1.2	32	0.57	0.15	17		3.8

帳票No.7 栄養量算定用献立表(まとめ)

グループ名	実施日	月　日(　)
クラス　No.	氏名	

	料理名	1人分重量 (g)	エネルギー (kcal)	たんぱく質 (g)	脂質 (g)	炭水化物 (g)	食物繊維 (g)	カルシウム (mg)	鉄 (mg)	ナトリウム (mg)	食塩相当量 (g)	ビタミン A (μgRAE)	ビタミン B1 (mg)	ビタミン B2 (mg)	ビタミン C (mg)	価格 (円)	4郡点数	エネルギーバランスなど
	給与栄養目標量		720	22.0	20.0			210	4.2			189	0.28	0.35	35			
予定	豚カツ(せんキャベツ)		301	17.8	18.7	13.4	1.2	38	0.9	488	1.2	32	0.57	0.15	17	164.3	1群	穀物エネルギー比
	ほうれん草のお浸し		18	2.0	0.3	2.8	2.0	36	1.5	356	0.9	245	0.08	0.15	25	41.2	0.1	4.8 %
	みそ汁		54	3.9	0.9	7.9	1.1	82	1.1	623	1.6	3	0.04	0.03	11	21.3	2群	たんぱく質エネルギー比
	ご飯(胚芽精米)		266	4.9	1.5	56.5	1.0	5	0.7	1	0.0	0	0.17	0.02	0	37.9	2.2	17.6 %
	グレープフルーツ		23	0.5	0.1	5.8	0.4	9	0.0	1	0.0	0	0.04	0.02	22	65.0	3群	脂質エネルギー比
	ほうじ茶		0	0.0	0.0	0.2	0.0	3	0.0	2	0.0	0	0.00	0.03	0	3.0	0.9	29.2 %
																	4群	動物性たんぱく質比
	合計		662	29.1	21.5	86.6	5.7	173	4.2	1471	3.7	280	0.90	0.40	75	332.7	5.0	59.7 %
	給与栄養目標量に対する到達度(%)		92	132	108			82	100			148	321	114	214		計 8.2	
実施																		穀物エネルギー比
																		%
																		たんぱく質エネルギー比
																		%
																		脂質エネルギー比
																		%
	合計																	動物性たんぱく質比
	給与栄養目標量に対する到達度(%)																	%
摂取																		
																		たんぱく質エネルギー比
																		%
																		脂質エネルギー比
	合計																	%
	給与栄養目標量に対する到達度(%)																	

帳票No.8 レシピ（作業指示書）

グループ名		実施日	月　日（ ）
クラス	No.	氏名	

料理名	食品名	1人分 純使用量(g)	1人分 廃棄率(%)	1人分 使用量(g)	1人分 価格(円)	(160)人分 純使用量(kg)	(160)人分 使用量(kg)	調味(%)	調理方法の指示
豚カツ	豚ロース脂身なし	70		70	135.8	11.2	11.2	豚肉の	・塩・こしょうを混ぜておき，筋切りした肉に下味を振る。 ・卵を割りほぐし水を計量しておく。衣をつけながら，状態をみながら，卵に水を足す。 ・小麦粉・卵・パン粉の順に衣をつけ，余分な衣ははたき落とす。 ・揚げ方：180℃で3分1回に12枚，全14回 ・11：30から揚げたものは，バットに網をしき，たてかけるように並べておく。 ・キャベツ：1/2に切って芯を除き，せん切り ・パセリ：洗浄消毒後，適当な大きさに分ける。 ・ソース：ソース差しに分注（3本） サービステーブルに出す。
	塩	0.35		0.35		56(g)	56(g)	0.5	
	こしょう	0.02		0.02		3.2(g)	3.2(g)		
	小麦粉	4		4	0.7	0.64	0.64	6	
	卵	5	15	5.9	1.4	0.8	0.9	8	
	水	3		3		0.5	0.5		
	パン粉	10		10	3.6	1.6	1.6	15	
	白絞油	9			5.4		21.0		
せんキャベツ	キャベツ	30	10	33.3	6.7	4.8	5.3		
	パセリ	3	15	4	8.0	0.5	0.6		
	ウスターソース	8		8	2.7	1.3	1.3		
ほうれん草のお浸し	ほうれん草	70	10	77.7	38.9	11.2	12.4	ほうれん草の1.5%塩分	・ほうれん草は3～4cm長さに切って洗う→茹でる。 ・しょうゆとだしをあわせ，1/3量で下味をつけ，生の80%重量くらいに絞る。 ・残りの2/3量のだし割りしょうゆで和える。
	しょうゆ	6		6	2.3	1.0	1.0		
	水	6		6		1.0	1.0		
	だしの素	0.02		0.02		3.2(g)	3.2		
みそ汁	だし汁	140				22.4			・じゃがいも：1cm厚さのいちょう切り。 ・わかめ：水でもどす。 ・煮干しをだし袋に入れ，分量の水を入れる。 ・中火で蓋をせずに加熱する。沸騰後10分 ・だしの中にじゃがいもを入れる。いもがやわらかくなったらわかめを入れ，煮立ったところに，だしの一部で溶いたみそを加減しながら入れる。
	水	150					24.0		
	煮干し	3		3	6.3	0.5	0.5		
	じゃがいも	30	10	33.3	7.5	4.8	5.3		
	乾燥わかめ	0.5		0.5	3.1	80(g)	80(g)	でき上がりの	
	みそ	11		11	4.4	1.8	1.8	0.9	
ご飯	胚芽精米	75		45	37.9	12.0	12.0	米の	・1釜分ずつ，洗米，浸漬する。 ・炊飯する。
	水	113		113		18.0	18.0	1.5倍	
デザート	グレープフルーツ	60	38	100(1/2個)	65.0		16.0(80個)		・グレープフルーツは洗浄消毒を行う。 ・1個を半分に切る。
お茶	ほうじ茶	1		1	3.0	160(g)	160(g)		・ほうじ茶をティーバックに入れる。 ・やかんに湯を沸かし，沸騰したらティーバックを入れ火を止める。 ・湯呑にとって，色と香りを確かめ給茶器に移す。
	水	150				24.0	24.0		

栄養量と価格	料理名	でき上がり重量 (kg)	1人分盛り付け量 (g)	衛生上のポイント（CCPの記入を含めて）
エネルギー 662(kcal)	豚カツ		80	・洗浄・消毒の徹底 <キャベツ・パセリ・グレープフルーツ> ・二次汚染の防止（作業区域・容器・手指） <豚肉・卵・ほうれん草> ・最終加熱温度の確認 ・異物混入 <卵>
たんぱく質 29.1(g)	せんキャベツ		30	
脂質 21.5(g)	ほうれん草のお浸し		80	
食物繊維 5.7(g)	みそ汁		180	
食塩相当量 3.7(g)	ご飯		170	
	グレープフルーツ		60	
価格 332.7(円)	計		600	

盛り付け図

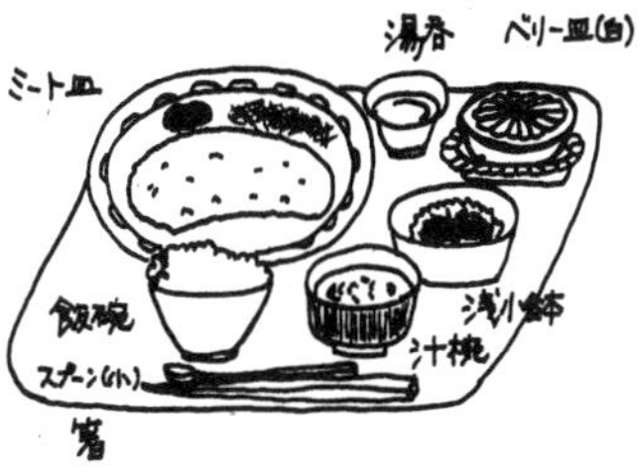

食材発注日計表（原価計算用），食材日計表まとめの書き方 （帳票No.9，No.11）

① レシピ（帳票No.8）を基に，料理別の実施使用量を記入する。

② 納品伝票を基に原価計算を行い，1人当たりの料理別食材費及び業者別食材費を算出する。

〈廃棄率表〉

廃棄率＼食品群	緑黄色野菜	淡色野菜	果実類	いも類・種実類・きのこ類	魚介類・卵類
5%	さやいんげん，ししとう，トマト(ヘタ)，プチトマト	きゅうり，筍水煮	いちご	新じゃがいも，さつまいも(皮付き)，マッシュルーム，木耳	
10%	さやえんどう，大葉，にら，ほうれん草，万能ねぎ	大根（根），玉ねぎ，なす，紫キャベツ，もやし		じゃがいも，さつまいも(皮をむく)，干椎茸	カレイ
15%	かぼちゃ，小松菜，サラダ菜，にんじん	にんにく，白菜，レタス，れんこん	レモン(スライス)		鶏卵
20%	グリーンアスパラ，ピーマン，ベルペッパー，青梗菜	ごぼう，キャベツ	柿，キウイフルーツ，みかん	えのきたけ，生椎茸，しめじ	冷凍エビ(無頭殻付70，110尾/1.8kgサイズの時)
25%	みつば，トマト(湯むき)，春菊	生姜(皮をむく)，サニーレタス	りんご	里芋	
30%		かぶ(根)，大根(おろし)			
35%	貝割れ菜		オレンジ	栗	
40%	パセリ	カリフラワー，セロリ，長ねぎ	バナナ，すいか		
45%		生姜(汁)	メロン		
50%	ブロッコリー	大根(おろし・汁を切る)	夏みかん		
55%			グレープフルーツ		
60%			レモン(汁)		

（女子栄養大学給食システム研究室）

〈発注係数（倉出し係数)〉

可食率	係数	可食率	係数	可食率	係数	可食率	係数	可食率	係数
95	1.05	80	1.25	65	1.54	50	2.00	35	2.83
90	1.11	75	1.33	60	1.67	45	2.22	30	3.32
85	1.18	70	1.43	55	1.82	40	2.50	25	4.00

帳票No.9 食材発注日計表

グループ名	実施日	月 日（ ）
クラス No.	氏名	

料理名	発注用							原価計算用			
	食品名	1人分使用量（g）	総使用量（kg）	発注量	単価（円）	価格（円）	購入先	実施使用量	単価（円）	価格（円）	1人分価格（円）
豚カツ	豚ロース脂身なし	70	11.2	160枚	194/100g	21,728	肉屋	11.2kg	194/100g	21,728	135.8
	塩	0.35	56（g）	56g	8/100g	4	在庫	56g	8/100g	4	0.0
	こしょう	0.02	3.2（g）	3.2g	230/100g	7	〃	3.2kg	230/100g	7	0.0
	小麦粉	4	0.64	640g	18/100g	115	〃	640g	18/100g	115	0.7
	卵	5.9	0.9	0.9kg	240/kg	216	肉屋	0.9kg	240/kg	216	1.4
	パン粉	10	1.6	1.6kg	36/100g	576	在庫	1.6kg	36/100g	576	3.6
	白絞油	9	21.0	21.0kg	186/kg	846	〃	4.3kg	186/kg	800	5.0
せんキャベツ	キャベツ	33.3	5.3	5.3kg	200/kg	1,072	八百屋	5.5kg	200/kg	1,100	6.9
	パセリ	4	0.64	640g	200/100g	1,280	〃	0.6kg	200/100g	1,200	7.5
	ウスターソース	8	1.3	1.3kg	34/100g	442	在庫	1.3kg	34/100g	442	2.8
ほうれん草お浸し	ほうれん草	77.7	12.4	12.4kg	500/kg	6,224	八百屋	12.5kg	550/kg	6,875	43.0
	しょうゆ	6	0.96	960g	38/100g	365	在庫	960g	38/100g	365	2.3
	だしの素	0.02	3.2（g）	3.2g	18/10g	6	〃	3.2g	18/10g	6	0.0
みそ汁	じゃがいも	33.3	5.3	5.3kg	225/kg	1,193	八百屋	5.3kg	250/kg	1,325	8.3
	乾燥わかめ	0.5	80（g）	80g	625/100g	500	在庫	80g	625/100g	500	3.1
	煮干し	3	0.48	480g	211/100g	1,013	〃	480g	211/100g	1,013	6.3
	みそ	11	1.76	1.76kg	400/kg	704	〃	1.76kg	400/kg	704	4.4
ご飯	胚芽精米	75	12.0	12.0kg	505/kg	6,060	〃	12.0kg	505/kg	6,060	37.9
デザート	グレープフルーツ	100	16.0	80個	130/個	10,400	八百屋	80個	130/個	10,400	65.0
お茶	ほうじ茶	1	160（g）	160g	300/100g	480	在庫	160g	300/100g	480	3.0
								合計		53,916	337.0

グループ名	実施日	月 日（ ）
クラス No.	氏名	

帳票No.10 発注書（検収チェック表）

様御中

1 期 b 班

受注日　年　月　日（ ）
受取日　年　月　日（ ）

食品名	数量	予定金額	備考・規格	納品重量
にんじん	1 kg	329		1.1
ゆでたけのこ	1.6kg	4,800		1.8
根生姜	320g	256		0.35
大豆もやし	5.1kg	720		6.7
ほうれん草	7.1kg	2,130		7.2
水煮ぜんまい	4.8kg	3,360		5
ザーサイ	3.2kg	4,416		3.5
ねぎ	4.3kg	1,290		4.5
いちご	6.5kg	7,463		6.6

受取責任者

帳票No.11 食材日計表（まとめ）

グループ名	実施日	月 日（ ）
クラス No.	氏名	

◆料理別食材費1人分

	料理名	予定		実施		差額（円）	備考
		価格（円）	比率（%）	価格（円）	比率（%）		
主菜	豚カツ	164.3	49.4	163.7	48.6	−0.6	
副菜	ほうれん草お浸し	41.2	12.4	45.3	13.4	+4.1	
汁	みそ汁	21.3	6.4	22.1	6.6	+0.8	
主食	ご飯	37.9	11.4	37.9	11.2		
デザート	グレープフルーツ	65.0	19.5	65.0	19.3		
茶・その他	ほうじ茶	3.0	0.9	3.0	0.9		
合計		332.7	100.0	337.0	100.0	+4.3	

◆購入先別食材費（仕込数：　人分金額）

	食品群	購入先	予定		実施		内訳（食品名）
			価格（円）	比率（%）	価格（円）	比率（%）	
購入品	魚介類						
	獣鳥肉卵類	肉屋	21,952	41.3	21,944	40.7	肉，卵
	乳類						
	青果	八百屋	20,176	37.9	20,900	38.8	キャベツ，パセリ，じゃがいも，ほうれん草，グレープフルーツ
	その他						
小計			42,128	79.2	42,844	79.5	
在庫品	穀類	米屋	6,064	11.4	6,060	11.2	胚芽精米
	調味料	酒屋	1,504	2.8	1,522	2.8	塩，こしょう，みそ，しょうゆ，ウスターソース
	その他	乾物屋	3,536	6.6	3,490	6.5	小麦粉，パン粉，白絞油，だしの素，乾燥わかめ，ほうじ茶
小計			11,104	20.8	11,072	20.5	
総合計			53,232		53,916		
期間累計							

◆食材発注及び原価計算に関するまとめ

8 作業計画

作業工程表作成上の注意

料理ごとに作業の時間経過を追って記入し，使用する各食品の下調理・主調理・盛り付けまでの調理操作の要点と手順，調理操作の場所，及び時間配分がわかるように示す。

① 調理工程

a. 調理操作の要点と手順の具体的指示

a－1　下処理及び下調理

・洗浄方法（消毒の有無，洗浄前後の取り扱い）

・切り方の指示（形・大きさの指示：せん切り，乱切り，角切りなど）

・下味の方法

・下調理の方法（油通し，湯通し，下ゆで）

・だしとりの手順

・米計量・洗米・浸水（１釜ずつ）

a－2　主調理

・加熱条件設定（使用加熱機器・１回調理量・機器設定温度・加熱時間）

・調味手順（食品及び調味料の投入順番と時期）

a－3　盛り付け

・保管方法（冷蔵庫・温蔵庫・ウォーマーなど）

・器具と食器

b. 作業時間の配分：供食形態・供食時間を考慮し，下調理・主調理・盛り付けの時間配分を行う。

・冷たい状態で供食するもの（サラダ・和え物など）は，冷却時間が十分とれるように計画する。

・機器の稼働時間で決まるもの（焼き物・揚げ物）は，１回転の食数，調理時間を決め，でき上がり時刻から逆算して開始時刻を決める。食品の出し入れなどのための余裕時間も考慮する。

・煮込み時間を長くとりたい料理の野菜の下処理，ルー調理，凝固時間のかかるゼリー類などは，他の料理の作業量を考慮して前日に仕込みする場合もある。

② 機器利用：加熱器具の使い分けと加熱時間の配分

・実習室の施設・設備の条件（種類と数），機器の能力（一度に処理できる量と時間）を把握した上で，各調理法に適した機器を選ぶ（p.31及び34 ～ 35参照）。

・特定の機器が同時刻に重複しないよう，作業計画を立てる。あるいは加熱時間の配分をするなど考慮する。

・加熱開始時刻は，その仕上がり予定時刻から逆算して決める。

・料理のでき上がり時刻は，適温給食・衛生管理・喫食者へのサービスを考慮して決める。

（喫食開始は　　　：　　，サービスのピークはほぼ　　　：　　）

・加熱時間は，１回の加熱量，１回の加熱時間（機器能力），回数を計算して決める。

・予備加熱，湯をわかすための時間を忘れないように組み入れる。

・１つの機器・器具でも，時間差をつけることで複数の料理に使用できるので，使用順序・時間配分を作業手順と合わせ考える。

③ 調理分担

・１料理ごとに，作業量に応じて調理員を配置し，調理責任者を決める。

・作業工程と機器利用を考え合わせ，調理作業内容及び時間配分を決める。

・機器が稼働している間の手待ち時間にも，作業が行えることを忘れないようにする。

・盛り付け作業の分担を決める。盛り付け方，手順を検討し，人員の配置を決める。

・朝の作業台ふき，食器出し，食堂整備，器具・食器洗浄，器具の熱湯消毒などの分担を忘れずに決める。

memo

料理別の作業工程例と考え方：180 食の場合

① 揚げ物:油21kg，魚のフライの場合（フライヤー）

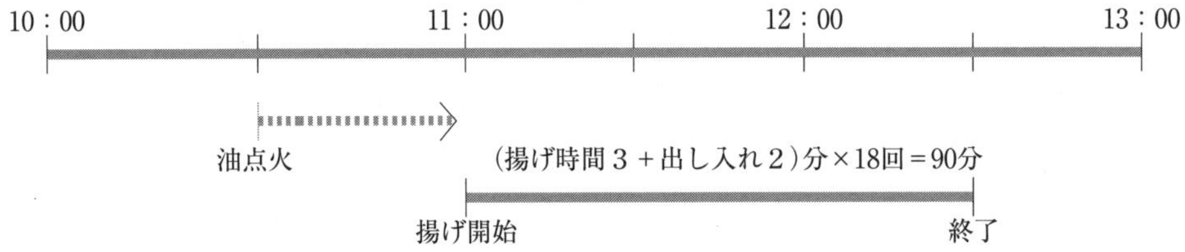

★ポイント　・終了は喫食者のピークまでとし，揚げながら温かいものを出すように計画する。

・揚げ時間３分＋出し入れ２分＝５分

１回に100g×10枚（油に対する投入割合約５％）揚げたとすれば18回

５分×18回＝90分

従って，12：30終了のためには，開始は11：00となる。

② ゆで物：湯50L，青菜18kgの場合（回転釜：大100L）

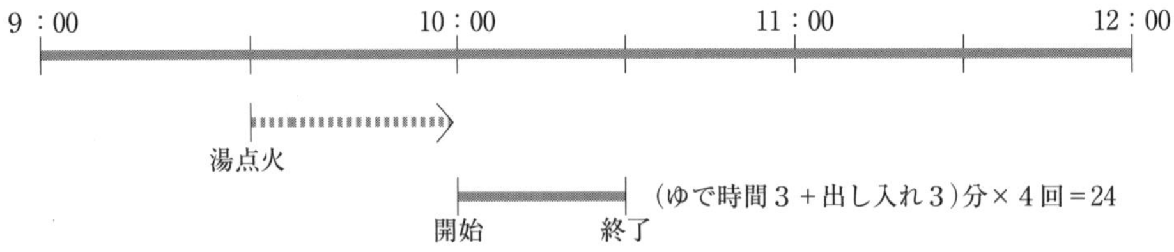

★ポイント　・和え物の場合，ゆで時間に加え，冷却水切り時間を考慮する。味の変化をさけるため，供食時間に合わせて調味を行う。

・青菜を洗う前に，回転釜に水を入れ，点火しておく。

・切って、洗った青菜は，ざるに広げ，すみやかに水切りする。

・ゆで時間３分＋出し入れ３分＝６分

１回の青菜ゆで量は水の８～10%，つまり4.5kgとすると４回

６分×４回＝24分必要となる。

③みそ汁:でき上がり32Lの場合

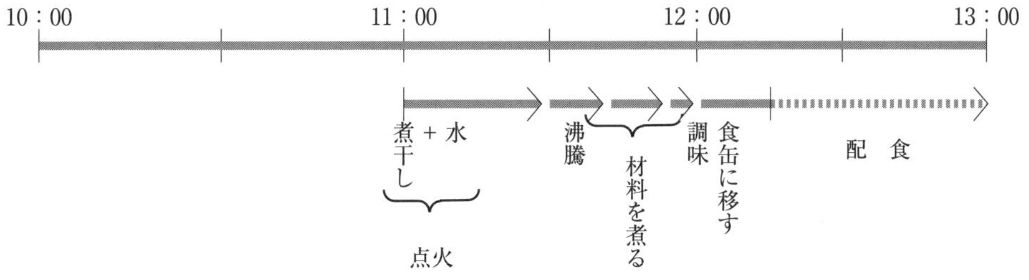

★ポイント　・みそ汁は，できたてのおいしい状態で供食できるよう計画する。供食開始（12：20）より逆算して，調理開始時刻を決める。

・だしとり時間は，水量，水温，煮干し，かつお節 ＋昆布などの条件の違いを考慮する。

・材料を煮る時間は，材料の量，かたさ，入れ時などを考慮する。

④ 白飯及び胚芽米ご飯:立型自動炊飯器３段で，16kg炊飯の場合

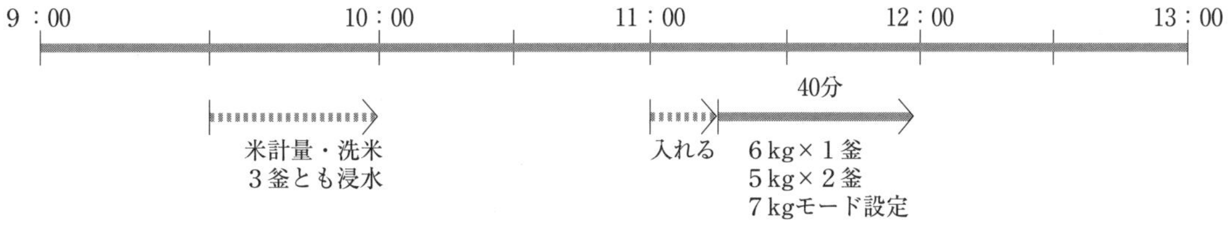

★ポイント　・米計量，洗米は１釜単位で，作業開始とともに行う。

・加熱開始は喫食開始時より逆算して決める。

作業工程表の書き方

① **帳票**No.5の料理別献立表に基づいて料理ごとの作業工程表を作成する。調理工程ごとに番号（例えば1，2）をつけ，それに対応した人員を配置する。

② 料理別の工程を**帳票**No.12にまとめる。人及び機器に重なりがないよう調整を行う。

③ 記入上の凡例は以下のとおりにする。

a. 食品名	食 品 名	（例）キャベツ
b. 作業の内容・場所及び担当者	担当者 作業内容 作業場所	4・6 切る・洗浄 下処理コーナー
c. 機器の稼働	〈機器名〉	〈冷蔵庫〉
d. 食品の保管状態	状態	水切り
e. 機器利用	内 容 器具名	だしとり 片手鍋

④ 料理ごとの食器準備作業は、盛り付け担当者が行う。

memo

帳票No.12 作業工程表

グループ名		実施日	月　日（　）
クラス	No.	氏名	

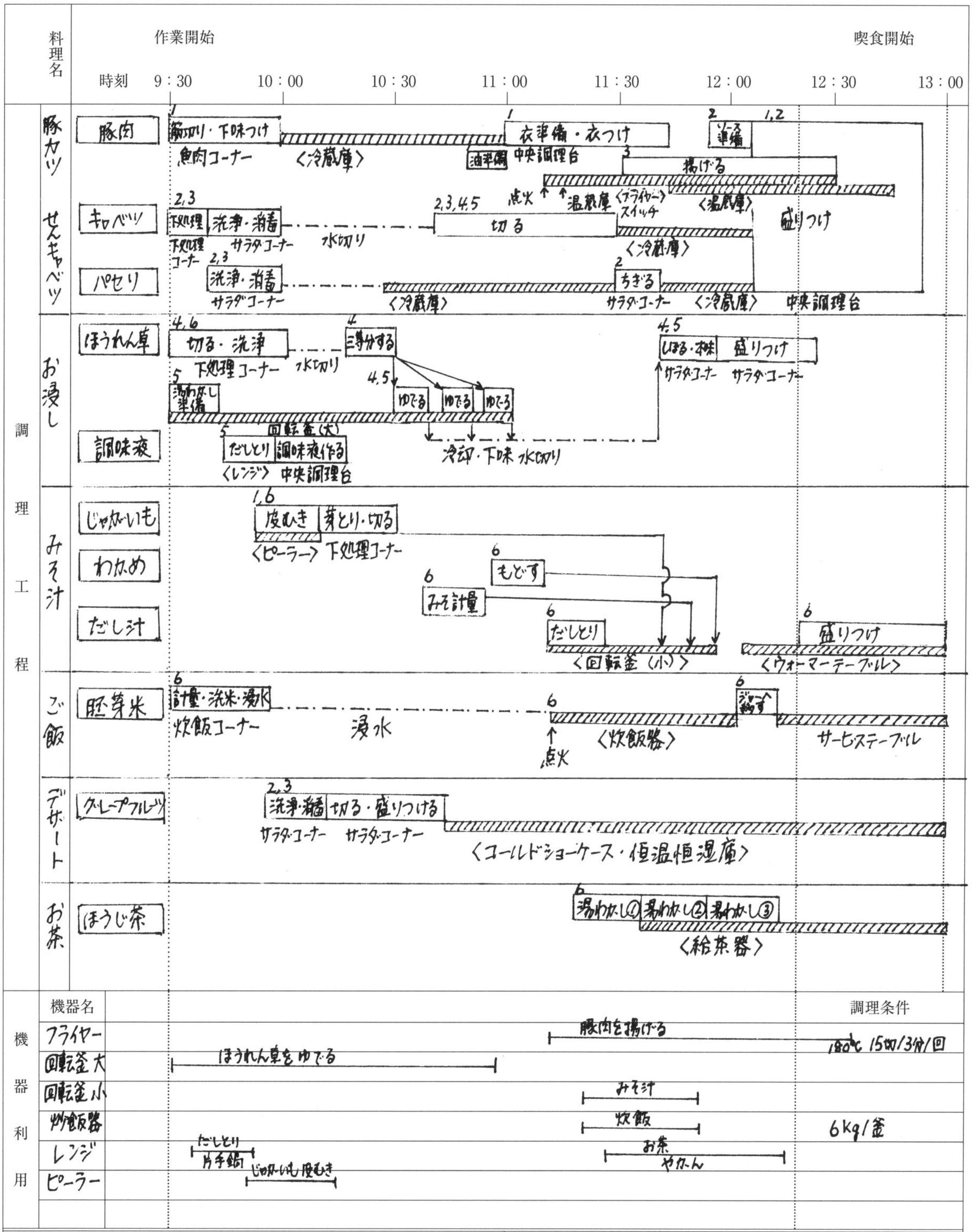

〈前日仕込み〉

検収

〈当日の作業分担〉

食器洗浄：1，2，3

器具洗浄：5，6

布巾洗濯：4

清　　掃：1～6

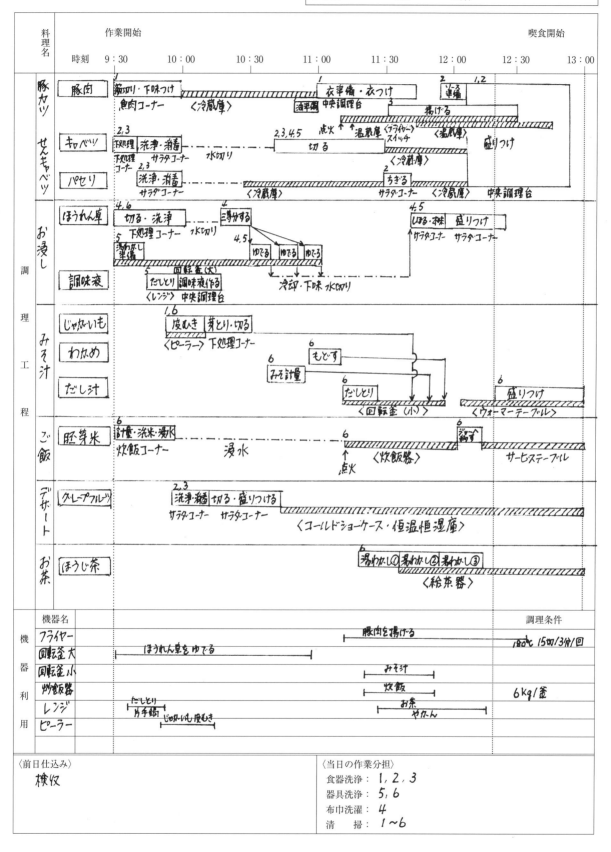

9　施設・設備

給食管理実習室厨房レイアウト例

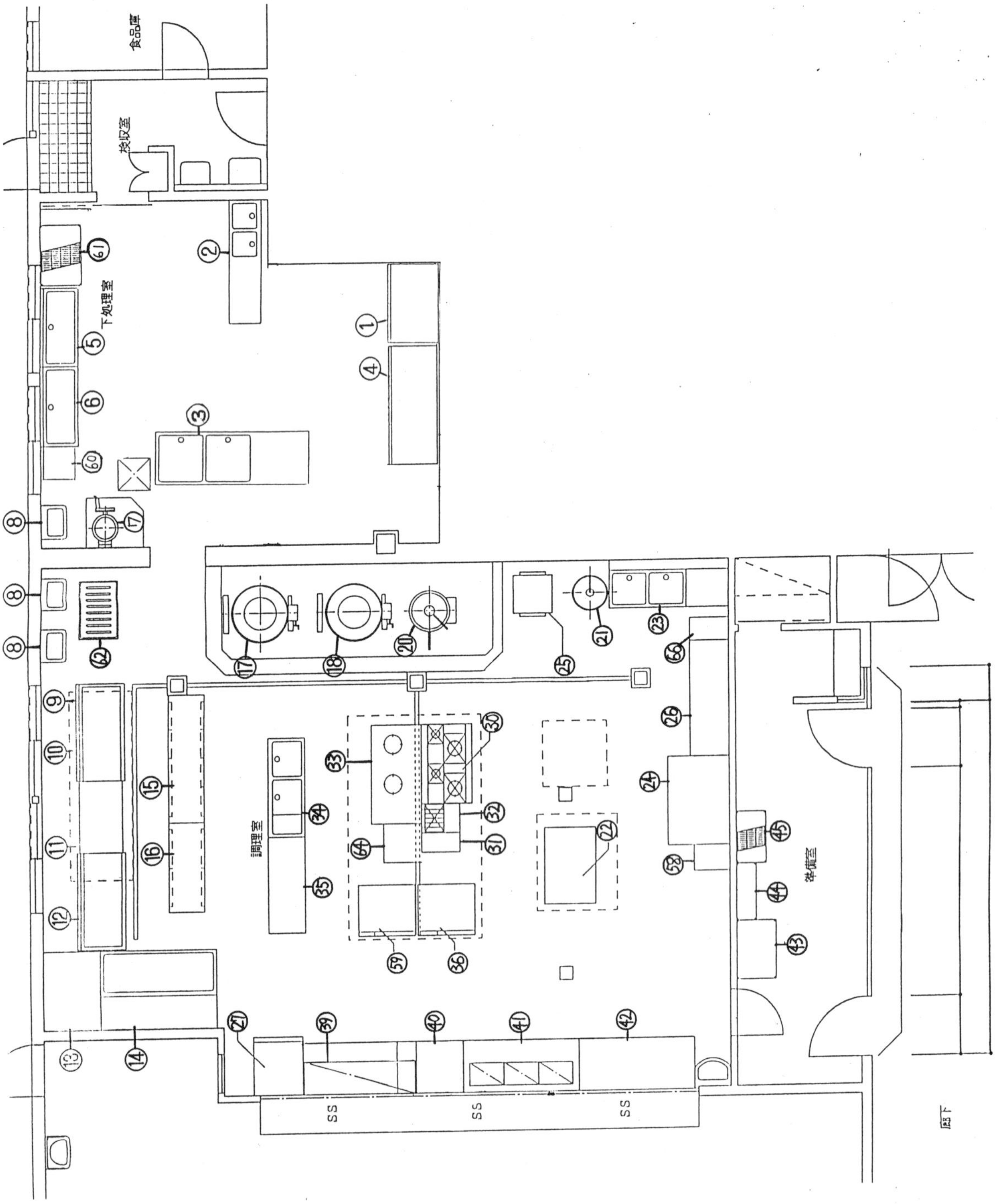

給食管理実習室厨房機器表例

No.	品名	寸法(mm) 間口	寸法(mm) 奥行	寸法(mm) 高さ	台数	No.	品名	寸法(mm) 間口	寸法(mm) 奥行	寸法(mm) 高さ	台数	No.	品名	寸法(mm) 間口	寸法(mm) 奥行	寸法(mm) 高さ	台数
1	冷凍庫	1200	800	1900	1	24	器具保管庫	1390	950	1900	1	47	ガスコンベック	600	530	820	1
2	魚処理シンク	1880	600	800	1	25	ガス自動炊飯器		3段式		1	48	電子レンジ	350	330	350	1
3	水切り二槽シンク	2400	750	800	1	26	戸棚	1800	600	1800	1	49	戸棚付台	1500	600	800	1
4	冷蔵庫	1800	800	1950	1	27	ブラストチラー	780	900	1900	1	50	シンク付台	1500	500	800	1
5	水切付シンク	1200	600	800	1	28	ジェットオーブン	1950	1023	1194	1	51	アイスメーカー	704	800	1900	1
6	水切付シンク	1200	600	800	1	29	欠番				1	52	エレクターシェルフ	610	760	1900	1
7	万能調理器		1/2HP		1	30	ガステーブル	1200	750	800	1	53	七輪	φ320			3
8	給湯器				3	31	脇台	300	600	800	1	54	コンロ台	1500	750	700	1
9	クリーンテーブル	1600	750	850	1	32	ガスフライヤー	450	600	800	1	55	水切付シンク	1500	550	800	1
10	ガスブースター		No.11専用		1	33	ガスローレンジ	1500	750	450	1	56	実習台	1800	900	800	1
11	食器洗浄機	1100	630	1480	1	34	水切付二槽シンク	1500	600	800	1	57	トレイスライド	6430	310		1
12	ソイルドテーブル	1500	750	850	1	35	調理台	1500	600	800	1	58	真空包装機				1
13	台	780	900	850	1	36	コンビオーブン	910	760	800 +740	1	59	スチームコンベクション	900 900	759 640	1055 +730	1
14	シャワーシンク	1800	1200	850	1	37	ワゴン				1	60	台	600	500	800	1
15	食器消毒保管庫	1960	550	1900	1	38	ワゴン				1	61	ラック	900	910	1590	1
16	食器消毒保管庫	1390	550	1900	1	39	冷蔵ショーケース	1800 1800	+750 550	+850 600	1	62	パンラック	900	600	1800	1
17	ガス回転釜	1250	800	770	1	40	サービステーブル	750	750	850	1	63	カート	910	620	1070	1
18	ガス回転釜	1305	850	770	1	41	ウォーマーテーブル	1800	750	850	1	64	台	600	600	630	1
19	欠番					42	サービステーブル	1770	750	850	1	65	台	1200	750	850	1
20	電気スープケトル		70L		1	43	ラック	910	610	1620	1	66	台	360	600	800	1
21	水圧洗米機	φ520		1260	1	44	ラック	610	310	1860	1	67	シェルフ	760	600	1720	1
22	移動台				1	45	ラック	760	460	1900	1						
23	パンシンク	1800	750	800	1	46	配膳車	1460	800	1200	1						

（レイアウト：本学の例）

（機器表：本学の例）

主な調理機器の能力（例）

名　　称	規格（容量）	条　　件	沸騰までの時間（分）		備　　考
			蓋有	蓋無	
回転釜（大）	100L	水量70Lの場合	26	28	〈例：青菜のゆで物〉
		〃 50L 〃	17	23	回転釜（大）水量50Lの場合，
		〃 30L 〃	13	15	1回の投入量4～5kg（湯の
（小）	70L	〃 50L 〃	25	30	8～10%，付着水も含む）
		〃 30L 〃	19	21	
スープケトル	75L	水量50Lの場合	30～35		セット温度300℃
立型自動炊飯器	1釜7kg×3段	米5kgの場合	40		炊飯5kgモード

名　　称	規　　格	1回投入量例	調理時間（分）	セット温度（℃）	備　　考
フライヤー	表面積 57.5×29(cm²) 油投入量21kg	豚カツ　6～9枚	3～5	180	（予備加熱15～20分）
		唐揚げ　1kg	3～5	180	
		(油の5～7%重量)			
ポテトピーラー	—	いも　4～5kg	2～3	—	—
スチームコンベンションオーブン	ホテルパン（6段と10段）	①　りんごのコンポート 2kg/1ホテルパン	35	85	スチームモード
		②　かぼちゃのボイル 2kg/1ホテルパン	15	130	スチームモード
		③　ベーグル	90	35	スチームモード
		8個/1ホテルパン	15	190	ホットエアー
		④　サバのみそ煮 16切/1ホテルパン	20	150	コンビモード
		⑤　スパニッシュオムレツ 2kg/1ホテルパン	20	150	コンビモード
		⑥　鶏肉の照り焼き 16切/1ホテルパン	10	200	コンビモード
		⑦　ホイル焼き 10切/1ホテルパン	8	220	コンビモード
		⑧　里芋の煮物 2kg/1ホテルパン	15	150	コンビモード
		⑨　焼きカツ 12枚/1ホテルパン	10	200	コンビモード
		⑩　卵豆腐	30	85	スチームモード
		⑪　ゆで物　青菜 1kg/1ホテルパン	5	100	スチームモード
		⑫　〃　ブロッコリー 1kg/1ホテルパン	10	100	スチームモード
		⑬　ゆで卵 50個/1ホテルパン	15	100	スチームモード

主な鍋の大きさと数

名称	規格		数	使用例
	直径(cm)	容量(L)		
ソトワール	48	30	2	〈いもの重ね煮〉50人分，5～6kg
	45	25	1	〈にんじんグラッセ〉180人分，5.4kg
	42	20	2	〈りんごのコンポート〉50人分，7.5kg
	36	10	1	〈煮豆〉180人分，13.5kg
	30	5	1	
寸胴鍋	39	40	2	〈直径39cmのもの〉
	36	30	1	水量30Lの場合，沸騰まで40～50分
	30	20	2	
	33	10	2	半寸胴鍋
両手鍋（打ち出し）	33	10.5	2	
	30	8.0	1	
	27	5.5	1	
フライパン	28		2	
	26		5	

注）器具（鍋，ボール，バットなど）には，重量，容量が書いてある。

食器

食器名	使用例と盛り付け重要の目安
飯茶碗	ご飯（160g：米70g）
丼	丼物（ご飯200g＋具150g），めん（めん200g＋汁300g）
汁碗（赤・黒）	みそ汁，清汁（180g）
ミート皿	魚のフリッター（100g）＋生野菜（レタス，トマト30～40g）
小判皿	チキンカツ（90g）＋せんキャベツ（40g）＋にんじんグラッセ（30g）
和皿（角）	さんまの塩焼き（120g）＋大根おろし（50g）
〃（丸）	たらの唐揚げ（80g）＋野菜あん（130g）
スープ皿（大）	シチュー，カレー（具＋汁＝300～350g）
〃（中）	スープ（200～260g），炒め煮（140～240g）
〃（小）	スープ（180～250g），サラダ（80～120g）
サラダボール（大）	サラダ（80～120g），スープ（180～200g）
〃（小）	サラダ（60～100g），スープ（160～180g）
ベリー皿（白・青）	ミニサラダ（50～60g），即席漬（40～60g），果物（80～120g）
小鉢（深鉢）	お浸し（80～100g），煮物（80～100g）
〃（浅鉢）	和え物（40～80g），煮物（60～90g）
ジュラレックスコップ	ゼリー，ジュース，紅茶（80～100g）
小皿	漬け物（30～40g）
湯呑み	お茶（160g）
マグカップ	スープ，紅茶（140～180g）
グラス	お茶（180g）
カトラリー	スプーン（大・小），ナイフ，フォーク（大・小），箸
トレー	外寸415㎜×304㎜，内寸365㎜×260㎜

10　栄養教育計画

当日の給食を媒体としたテーマを設定する。

テーマに沿った指導方法・内容を考える。

11　実験・調査計画

衛生・安全管理

設備・器具・食品・人の衛生状態を把握し，衛生管理のあり方について考える。

① 水質検査（毎日行う）

② 大腸菌群簡易検査（毎日行う）

③ 食品及び洗剤残留検査

調理過程の観察

① 調理法，調理機器，調理条件による品質の変化

② 調理・供食作業の条件と適温給食の評価

調理時間，調理作業時間の調査

予定の調理計画と実際の調理時間・調理作業時間を比較し，適正な作業計画のあり方を考える。

喫食者ニーズの把握と評価

① アンケート

② 残菜量・喫食率

12　実習結果に基づく評価（栄養管理事務）

評価を行うために次の記録用紙に，調理・供食実習，管理実習の結果を記入する。

① 料理別献立表（帳票 No.5，以下は帳票 No.），② 栄養量算定用献立表（料理別）（No.6），③ 栄養量算定用献立表（まとめ）（No.7），④ レシピ（作業指示書）（No.8），⑤ 食材発注日計表（No.9），⑥ 食材日計表（まとめ）（No.11），⑦ 作業工程表（No.12），⑧ 衛生・安全チェック表（No.13），⑨ 栄養教育計画と評価（No.14），⑩ 実験計画と結果及び考察（No.15），⑪ 廃棄調査記録（No.16），⑫ 供食重量と残菜調査記録（No.17），⑬ 調理中の重量変化（No.18），⑭ 検食簿（No.19），⑮ 給食日誌（No.20），⑯ 栄養出納表（No.21）。

＜衛生・安全管理①水質検査＞

試　　薬	N，N-ジエチルパラフェニレンジアミン（DPD）試薬
方　　法	試験管に検水10mLをとり，試薬を入れ，混ぜる。 発色後１分以内に標準比色板と比較し，該当する標準色の遊離残留塩素濃度を求める。
呈色反応	淡赤紫色～赤紫色

＜衛生・安全管理②大腸菌群簡易検査＞

方　法	食品：滅菌パックに検体作製水（蒸留水または生理食塩水）を10mL入れ，ピンセットで食品１g程度をとり，ビニールの上からよくもみ潰して検体とする。 　この液に検出紙を浸漬し，備え付けの袋に入れて密封し，35～37℃にセットしたフラン機に入れて，17～24時間培養する。 食器：滅菌綿棒をパックより柄の部分を半分くらい外へ出してから，検体作製水を10mL入れる。 　綿棒のガーゼの部分を検体作製水に浸した後，ガーゼ部分で検査の対象物をよく拭いてからもとへ戻す（柄は入れない）。 　ビニールの上からガーゼの部分を検体作製水でよくもみ洗いして，検水とする。 　この液に検出液を浸漬し，備え付けの袋に入れて密封し，35～37℃にセットしたフラン機に入れて，17～24時間培養する。
判　定	検出紙の表面の赤色スポットが出たら，大腸菌陽性とする。 スポットの数を数え，汚染の目安とする。

＜衛生・安全管理③食品及び洗剤残留検査＞

でんぷん性残留物	試薬：希ヨード液，ヨードチンキ３倍液または0.1規定ヨウ素液（１L中ヨウ化カリウム20g，ヨウ素12.5g）など，いずれかを使用 方法：食器表面全体に液をつけた後，軽く水洗する。 呈色反応：鮮明あい色，青色
たんぱく質性残留物	試薬：0.2％ニンヒドリンブタノール溶液 方法：食器表面全体に液を十分に漬ける。この液を白色磁製蒸発皿に移し湯煎する。 呈色反応：紫色
脂肪性残留物	試薬：0.1％オイルレッドアルコール溶液または0.1クルクミンアルコール溶液 方法：食器表面全体に試薬液をかけ，軽く水洗する。 呈色反応：脂肪性残留物が試薬液の色を呈する。クルクミンは，暗所紫外線照射で黄緑色または蛍光を発する（検出が容易，着色食器にも使用可）。
中性洗剤残留物	メチレンブルーテスト法（陰イオン系洗剤に応用）。 試薬：A液（１％メチレンブルー水溶液50mL＋濃硫酸1.2mL＋硫酸ナトリウム５g＋水→100mL），B液（クロロホルム原液） 方法：食器に水50mLを加え，５分間よく溶出させ100mLにする。この溶出液３mLを共栓試験管に取り，A液３mL，B液３mLを加え振盪する（ウレタンフォームを用いる方法は明瞭である）。 呈色反応：青色（クロロホルム層）

（鈴木久乃・太田和枝・殿塚婦美子編：改訂新版　給食管理，第一出版，2012）

帳票No.13－1 衛生・安全チェック表

グループ名		実施日	月　日（　）
クラス	No.	氏名	

年　月　日

記入担当者（　　　　　　）

◆1 調理担当者の衛生管理点検表

			点検項目	No					No					No					No				
				1	2	3	4	5	6	7	8	9	10	11	12	13	14	15					
栄養士担当	調理前	1	健康診断，検便検査の結果に異常はありませんか	○	○	○	○	○	○	○	○	○	○	○	○	○	○	○					
		2	下痢，発熱等の症状はありませんか	○	○	○	○	○	○	○	○	○	○	○	○	○	○	○					
		3	手指や顔面に化膿創がありませんか	○	○	○	○	○	○	○	○	○	○	○	○	○	○	○					
		4	爪は短く切っていますか	○	○	○	○	○	○	○	○	○	○	○	○	○	○	×					
		5	指輪やマニキュアをしていませんか	○	○	○	○	○	○	○	○	○	○	○	○	○	○	○					
		6	着用する実習着，帽子，前掛けは作業専用で清潔なものですか	○	○	○	○	○	○	○	○	○	○	○	○	○	○	○					
		7	ピアス，イヤリング，ネックレス等の装身具をはずしましたか	○	○	○	○	○	○	○	○	○	○	○	○	○	○	○					
		8	毛髪が帽子から出ていませんか	○	○	○	○	○	○	○	○	○	○	○	○	○	○	○					
	調理中	9	毛髪が帽子から出ていませんか	×	○	○	○	○	○	○	○	○	○	○	○	○	×	○					
		10	専用の履物を使っていますか	○	○	○	○	○	○	○	○	○	○	○	○	○	○	○					
		11	手洗いを適切に行っていますか	○	○	○	○	○	○	○	○	○	○	○	○	○	○	○					
		12	トイレには，実習着のままで入らないようにしていますか	○	○	○	○	○	○	○	○	○	○	○	○	○	○	○					
		13	実習室から出る場合には実習着を脱いでいますか	○	○	○	○	○	○	○	○	○	○	○	○	○	○	○					
		14	手指に傷のある者が直接食品の取り扱いをしていませんか	○	○	○	○	○	○	○	○	○	○	○	○	○	○	○					
		15	盛り付け・サービス時に必要に応じて手袋の使用がされていましたか	○	○	○	○	○	○	○	○	○	○	○	○	○	○	○					
		16	盛り付け・サービス時にマスクを使用していましたか	○	○	○	○	○	○	○	○	○	○	○	○	○	○	○					

（○×式で記入）

			点検項目	No					No					No					No				
				16	17	18	19	20	21	22	23	24	25	26	27	28	29	30					
調理員担当	調理前	1	健康診断，検便検査の結果に異常はありませんか	○	○	○	○	○	○	○	○	○	○	○	○	○	○	○					
		2	下痢，発熱等の症状はありませんか	○	○	○	○	○	○	○	○	○	○	○	○	○	○	○					
		3	手指や顔面に化膿創がありませんか	○	○	○	○	○	○	○	○	○	○	○	○	○	○	○					
		4	爪は短く切っていますか	○	○	○	○	○	○	○	○	○	○	○	×	○	○	○					
		5	指輪やマニキュアをしていませんか	○	○	○	○	○	○	○	○	○	○	○	○	○	○	○					
		6	着用する実習着，帽子，前掛けは作業専用で清潔なものですか	○	○	○	○	○	○	○	○	○	○	○	○	○	○	○					
		7	ピアス，イヤリング，ネックレス等の装身具をはずしましたか	○	○	○	○	○	○	○	○	○	○	○	○	○	○	○					
		8	毛髪が帽子から出ていませんか	○	○	○	○	○	○	○	○	○	○	○	○	○	○	○					
	調理中	9	毛髪が帽子から出ていませんか	○	○	×	○	○	○	○	○	○	○	○	○	○	○	○					
		10	専用の履物を使っていますか	○	○	○	○	○	○	○	○	○	○	○	○	○	○	○					
		11	手洗いを適切に行っていますか	○	○	○	○	○	○	○	○	○	○	○	○	○	○	○					
		12	トイレには，実習着のままで入らないようにしていますか	○	○	○	○	○	○	○	○	○	○	○	○	○	○	○					
		13	実習室から出る場合には実習着を脱いでいますか	○	○	○	○	○	○	○	○	○	○	○	○	○	○	○					
		14	手指に傷のある者が直接食品の取り扱いをしていませんか	○	○	○	○	○	○	○	○	○	○	○	○	○	○	○					
		15	盛り付け・サービス時に必要に応じて手袋の使用がされていましたか	○	○	○	○	○	○	○	○	○	○	○	○	○	○	○					
		16	盛り付け・サービス時にマスクを使用していましたか	○	○	○	○	○	○	○	○	○	○	○	○	○	○	○					

（○×式で記入）

帳票No.13－2　衛生・安全チェック表

グループ名		実施日	月　日（　）
クラス	No.	氏名	

年　　月　　日

◆2　食品の取り扱い等点検表

記入担当者（　　　　　　　　）

		点　検　項　目	点検結果
原材料	1	原材料の納入に際し立ち会いましたか	○
	2	検収で発注控に基づき点検を行いましたか	○
	3	原材料の納入時の時刻及び温度の記録がされていますか	○
	4	原材料は分類し，適切な場所，適切な温度で保管されていますか	○
	5	原材料の包装を取り除き，専用の容器に入れ換えて保管していますか	○
	6	下処理を確実に実施していますか	○
	7	冷蔵庫または冷凍庫から出した原材料は速やかに調理に移行させていますか	○
	8	非加熱食品であって，やむを得ず調理に移行するまで30分以上を要する場合には冷蔵設備に保管されていますか	○
調理中	1	野菜及び果物を加熱せずに供する場合には，適切な洗浄・消毒を実施していますか	○
	2	加熱調理食品は，中心部が75℃で１分以上*加熱されていますか *二枚貝等ノロウイルス汚染のおそれのある食品の場合は85～90℃で90秒以上	○
	3	食品を放冷する場合，非加熱食品を下処理後一時保管する場合等に，清潔な場所で行っていますか	○
調理後	1	調理後，食品を放冷する場合には，速やかに中心温度を下げる工夫がされていますか	○
	2	調理後の食品は衛生的な容器にふたをして保存していますか	○
	3	調理後の食品は適切に温度管理が行われ，必要な時間及び温度が記録されていますか	○
	4	調理後の食品は２時間以内に喫食されていますか	○
保存食	1	保存食は，原材料（購入した状態のもの）及び調理済み食品を食品ごとに50g程度ずつ清潔な容器に密封して入れ，－20℃以下で２週間以上保存されていますか	○
	2	保存食は，調理された料理を料理ごとに50g程度ずつ清潔な容器に密封して入れ，－20℃以下で２週間以上保存されていますか	○
廃棄物	1	廃棄物（ゴミ）は分別して処理しましたか	○
	2	廃棄物容器は，汚臭・汚液がもれないように管理するとともに，作業終了後は速やかに清掃し，衛生上支障のないように保持されていますか	○
	3	保存期間を過ぎた保存食は，適切に処理されていますか	○

年　　月　　日

◆3　調理施設の点検表

記入担当者（　　　　　　　　）

	点　検　項　目	点検結果
1	手洗い設備には石鹸，爪ブラシ，ペーパータオル，殺菌液が置かれていますか	○
2	調理室には部外者が入ったり，不必要な物品が置かれていませんか	○
3	汚染作業区域と非汚染作業区域に区別されていますか	○
4	シンクは用途（下処理，魚肉，生食）別に相互汚染しないように設置されていますか	○
5	施設は十分な換気が行われ，高温多湿が避けられていますか	○
6	調理室の清掃は全ての食品が調理場内から完全に排出された後，適切に実施されましたか	○
7	清掃時に床から60cm以下に置かれている器具類を上にあげて床の掃除をしましたか	○
8	壁，床，排水溝の清掃及び水切りを行いましたか	○
9	検収コーナー，食品庫の清掃を行いましたか（掃く，床ふき，棚をふく，ゴミの処理）	○
10	外流し，外周の清掃，整備を行いましたか	○
11	専用の履物（シューズ，長靴，サンダル等）の汚れを落とし，整頓しましたか	○

年　　月　　日

◆4　調理器具等の点検表

記入担当者（　　　　　　　　）

	点　検　項　目	点検結果
1	包丁，まな板等の調理器具は用途別及び食品別に用意し，混同しないように使用されていますか	○
2	料理器具，容器等は使用後（必要に応じて使用中）に洗浄・殺菌し，乾燥されていますか	○
3	全ての調理器具，容器等は衛生的に保管されていますか	○
4	ふきん，おしぼりの洗濯・殺菌は行われましたか	○
5	洗浄用品（スポンジ，タワシ，三角コーナー等）が区別して使用されていましたか	○
6	その他，文房具等の整備を行いましたか	○

年　　月　　日

◆5　食堂の点検表

記入担当者（　　　　　　　　）

		点　検　項　目	点検結果
喫食前	1	床面の清掃を行いましたか	○
	2	テーブルを適切に配置し，清掃・消毒を行いましたか	○
	3	消毒したおしぼりなどを準備しましたか	○
	4	サービスカウンター，サービステーブル，トレーワゴン等の清掃・消毒を行いましたか	○
	5	下膳コーナーの準備を行いましたか	○
喫食中後	1	衛生上のクレームや問題（食堂内の汚れ，異物混入等）が発生した場合には適切な処理を行いましたか	○
	2	喫食後の清掃を行いましたか	○

帳票No.13－3　衛生・安全チェック表

グループ名		実施日	月　　日（　）
クラス	No.	氏名	

◆6　大腸菌群簡易試験

記入担当者（　　　　　　）　年　　月　　日

No.	項　　目	採取時の状態	陰性（－）	陽性 1～30（＋）	陽性 31～100（＋＋）	陽性 101～（＋＋＋）	綿棒	サンパック	判定結果のコメント
1	調理員の手	作業開始時	○				○		手洗いが完全にされていた
2		豚肉下処理後		○			○		作業終了後洗浄・消毒を行う
3		豚カツの盛り付け	○				○		
4		お浸し盛り付け	○				○		
5	豚肉	検収直後				○		○	器具・調理員の手による
6		揚げる前				○		○	二次汚染に注意
7		揚げた後	○					○	
8	ほうれん草	洗浄前		○				○	
9		ゆでた後	○					○	
10		盛り付け後	○					○	ゆでた後の作業が適切だった
11	せんキャベツ	洗浄前			○			○	
12		洗浄・消毒後	○					○	消毒がきちんとされていた
13		盛り付け後	○					○	消毒後の作業が適切だった
14									
15									
16									
17									
18									
19									
20									
21									
22									
23									
24									
25									
26									
27									
28									
29									
30									
31									
32									
33									
34									
35									

◆7　使用水の点検表　採取場所：サラダコーナー・水栓

記入担当者（　　　　　　）　年　　月　　日

	採取時間	色	濁り	臭い	異物	残留塩素
作業開始前	8:55	なし	なし	なし	なし	0.3 mg/L
作業終了後	15:30	なし	なし	なし	なし	0.3 mg/L

◆8　食器の洗浄テスト

検査項目	食器の種類	結果（判定）	備考
(でんぷん)・脂肪・たんぱく質	飯碗（メラミン）	－	
でんぷん・(脂肪)・たんぱく質	主菜皿（メラミン）	－	
でんぷん・脂肪・(たんぱく質)	〃	－	
でんぷん・脂肪・たんぱく質			
でんぷん・脂肪・たんぱく質			
でんぷん・脂肪・たんぱく質			
でんぷん・脂肪・たんぱく質			
でんぷん・脂肪・たんぱく質			
でんぷん・脂肪・たんぱく質			
でんぷん・脂肪・たんぱく質			

検査項目はいずれかに○印をつける。

◆9　中性洗剤の残留テスト

器具名	結果（判定）	備考
バット（大）	－	
ボール	－	
まな板	±	すすぎが不十分だった。シンクの
木しゃもじ	±	水を交換し、すすぎ時間を
		長くするようにする。

帳票No.13－4　衛生・安全チェック表

グループ名		実施日	月　日（　）
クラス	No.	氏名	

年　月　日

◆10　調理室・冷凍庫・冷蔵庫の温度・湿度調節　　記入担当者（　　　）

	9：30	11：00	13：30	15：00	16：30
外気温度	20	20	25	25	26
外気湿度	35	28	23	25	25
調理室温度	20	23	24	24	23
調理室湿度	32	59	53	56	56
冷凍庫温度	−26	−27	−22	−26	−28
冷蔵庫温度	5	3	1	4	4

◆11　料理の保管中の温度

料理名	でき上がり（℃）	保温・保冷中の温度（℃） 12：00	12：20	13：00	保温機器	機器設定温度（℃）	備考
豚カツ	92	75	70		スチームコンベクションオーブン	80	
お浸し	18	15	13		コールドショーケース	3	
みそ汁	98	83	80		ウォーマー	90	
ご飯	98	85	80		ライスウォーマー	—	

◆12　事故の発生状況

場所	氏名	発生理由	処置・処理	場所	氏名	発生理由	処置・処理
調理室	○田△子	キャベツのせん切りで左手中指を切る	カットバンを貼った後，医務室で手当をした	食堂			

◆13　苦情・事件の発生

時刻	場所	内容	処理担当者
12:40	食堂	異物混入（髪の毛がみそ汁に入っていた）	△山　新しい物と交換し，お詫び申し上げた（先生に報告）

年　月　日

◆14　原材料の納入時の時刻・温度調査（検収時）　　記入担当者（　　　）

原材料名	納入時刻	生産地・製造者	鮮度	異物	温度（℃）
豚肉	8：45	茨城県	良	なし	2.0
卵	8：50	埼玉県	良	なし	16.3
キャベツ	8：30	群馬県	良	なし	15.9
ほうれん草	8：30	埼玉県	良	なし	15.7
じゃがいも	8：30	北海道	良	なし	16.0
パセリ	8：30	高知県	良	なし	16.8
グレープフルーツ	8：30	米国	良	なし	14.7
	：				
	：				
	：				
	：				
	：				
	：				
	：				
	：				
	：				
	：				
	：				
	：				
	：				
	：				
	：				
	：				
	：				
	：				
	：				

帳票No.14 栄養教育計画と評価

グループ名		実施日	月　日（　）
クラス	No.	氏名	

テーマ：　揚げ物でも脂質を少なくする工夫

1．当日の献立

豚カツ（せんキャベツ、パセリ）
ほうれん草のお浸し
みそ汁（じゃがいも、わかめ）
ご飯（胚芽米）
デザート（グレープフルーツ）
ほうじ茶

2．テーマの設定理由

対象者がエネルギーを気にする年齢で、揚げ物メニューは敬遠されがちなので、工夫次第で脂質量を抑制できることを認識していただきたい。
（カツの衣のつけ方、肉の部位の選び方、料理の組み合わせなどについて知識を深める）

3．栄養教育の設定条件（対象特性及び人数，実施予定日，場所等）

実施日：　○月×日（　）
場所：　給食管理実習室 食堂
対象・人数：　実践栄養学専攻　50名
栄養科学専攻　110名
対象者の特性：　栄養学を専攻し、ある程度の基礎知識がある。
家庭であまり調理をしない

4．指導方法（内容，指導上のポイント，使用媒体，評価方法を用いた項目別に記入）

使用媒体	内容	評価方法
〈ポスター〉	衣のつけ方、揚げ温度による吸油量のちがいを図で示す。 部位別のエネルギー・栄養素の比較を図に示す。	インタビュー形式で意見を聞く。 また『喫食者アンケート』より、喫食者の反応をまとめる。
〈卓上メモ〉	揚げ物を主菜とした時の副菜、汁の組み合わせの工夫を示す。	

指導上のポイント　揚げ物メニュー（豚カツ、チキンカツ、から揚げ）の際の献立の組み立てのコツと、そのエネルギー、栄養素量を示す。

5．結果のまとめ及び評価

〈インタビュー結果〉

〈喫食者アンケート〉

〈ポスターについて〉

〈卓上メモについて〉

6．考察

帳票No.15 実験計画と結果及び考察

グループ名		実施日	月　　日（　）
クラス	No.	氏名	

◆実験計画

テーマ
揚げ物料理の品質管理

1．テーマの設定理由

フライの揚げ条件を観察し、品質管理上のポイントを探る。

2．方法（項目だてをして項目ごとに方法を記入）

① フライヤーへの投入量を測定する。
　重量・個数・表面積
② 揚げ油の温度変化を測定する。
③ 揚げ時間を測定する。
④ 揚げ上がり重量を測定する。
⑤ 揚げ油温度の回復時間を測定する。
⑥ フライヤーの能力を調べる。

3．使用器具・文具

バインダー
温度計
台はかり

◆結果及び考察

時刻	経過時間	内容・状態	計測値
10:30	0	フライヤー点火	17℃
	30′00	揚げ油の温度の確認 [油温] （↙測定マーク）	180℃
	30′20	第1回目投入 [油温]	160℃
	31′20	[油温]	170℃
	33′30	第1回目揚げ上がり [油温]	175℃ 肉内部 85℃
	35′20	[油温]	

	重量	表面積
フライヤー	油　22kg	58×30 ＝ 1,740cm²
豚かつ30切 生	1.35kg	5.5×7.5×30コ 1,237.5cm²
30切揚げ上がり	0.95kg	
1切　生	45g	
1切 揚げ上がり	32g	

フライヤー機器名　ガスフライヤー
油量　22kg

〈考察〉

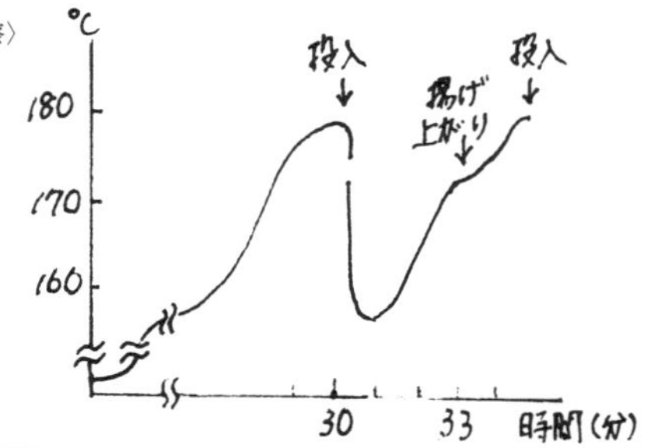

今回の揚げ条件
揚げ油　22kg
フライヤー表面積　1,740cm²
揚げ温度　180℃
揚げ時間　3分
揚げ上がり内部温度　85℃
投入量　揚げ油の6%重量
　表面積に対し70%

左記の条件で揚げ物をした場合、でき上がり重量は30%減とやや水分が多く蒸発し、食味もかためになった。
一度に30切15人分だと、200食をこなすのには14回転68分かかった。温蔵庫で保温したとしても、これ以上揚げ回数を増やすことは、適温、衛生面、作業性からはマイナス面の方が多いと思われる。

帳票No.16 廃棄調査記録

グループ名		実施日	月　日（ ）
クラス	No.	氏名	

食品名	予定			実施					廃棄状況
	純使用量（kg）	廃棄率（%）	使用量（kg）	検収量（kg）	使用量（kg）	廃棄量（kg）	純使用量（kg）	廃棄率（%）	
					A	B	C	B/A×100	
例）卵	1.0	13	1.2	10.0	1.2	0.18	1.02	15.0	卵殻

◆検収に関する考察

◆廃棄調査に関する考察

注）①使用量＝純使用量×発注係数。予定は，レシピ（**帳票No.8**）から転記。同一食品を複数の料理で使用した場合には実施純使用量欄に料理名を記入
②廃棄率＝廃棄量／検収量×100

帳票No.17 供食重量と残菜調査記録

グループ名		実施日	月　日（ ）
クラス	No.	氏名	

	料理名	豚カツ	せんキャベツ	お浸し	みそ汁	ご飯	グレープフルーツ
A	仕込食数（食）	調理食数					
B	でき上がり重量（kg）	料理ができ上がった時に測定した実測値					
C	盛り残し重量（kg）	サービス終了時にサービスされなかった料理の実測値					
D	供食重量（kg）	B－C					
E	1人分盛り付け予定量（g）	B/A×1000					
F	供食数（食）	サービス終了時までの供食数					
G	1人分供食量（g）	D/F×1000					
H	残菜重量（kg）	喫食者が食べ残した料理の実測値					果物の皮魚の骨など廃棄とみなせる部分は分けて計量する。
I	残菜率（%）	H/D×100					
J	1人分残菜重量（g）	H/F×1000					
K	1人分摂取量（g）	G－J					
	残菜状況	内容，形状					

帳票No.18 調理中の重量変化

グループ名		実施日	月　日（ ）
クラス	No.	氏名	

測定項目	調理操作・条件	調理操作前	調理操作後	変化内容
ほうれん草 洗う	3cm長さに切って，2度洗い，水切り10分後	11.2	12.9	15%付着水

帳票No.19 検食簿

グループ名	実施日	月　日（　）
クラス　No.	氏名	

◆献立について

項　目	評　価	理　由
料理,味の組み合わせ方	大変よい　(よい)　悪い	豚カツの付け合わせとして一般的であった
1　人　分　の　量	多い　(丁度よい)　少ない	昼食として満足できるボリュームがあった
盛　り　付　け　方	大変よい　(よい)　悪い	キャベツを山高にふんわり盛るべきだった

◆料理別について（理由は必ず明記すること）

料理名	項目	評　価	理　由
主　菜（豚カツ）	味	よい　ふつう　悪い	
	量	多い　丁度よい　少ない	
	温度	適温　適温でない*	
付け合わせ（せんキャベツ）	味	よい　ふつう　悪い	
	量	多い　丁度よい　少ない	
	温度	適温　適温でない*	
副　菜（お浸し）	味	よい　ふつう　悪い	
	量	多い　丁度よい　少ない	
	温度	適温　適温でない*	
汁（みそ汁 じゃがいも,わかめ）	味	よい　ふつう　悪い	
	量	多い　丁度よい　少ない	
	温度	適温　適温でない*	
主　食（ご飯）重量 263g g	味	よい　ふつう　悪い	
	量	多い　丁度よい　少ない	
	温度	適温　適温でない*	
デザート含果実（グレープフルーツ）	味	よい　ふつう　悪い	
	量	多い　丁度よい　少ない	
	温度	適温　適温でない*	

注）*温菜の場合は“冷めている”，冷菜の場合は“冷たくない”と考える。

◆その他

〈その他の料理について*〉	〈サービスについて〉
〈食器類の使い方について〉	〈今日の主菜でどんな組み合わせを考えますか〉

注）*食材の配合比率，外観（色彩・形・艶《つや》），テクスチャー（硬さ・舌触り・滑らかさ等），香りなどについても評価する。

帳票No.20 給食日誌

グループ名	実施日	月　日（　）
クラス　No.	氏名	

0 月　X 日（金）天候（晴れ）

献立名	主菜：豚カツ，せんキャベツ，パセリ 副菜：お浸し 汁：みそ汁（じゃがいも，わかめ） 主食：ご飯（胚芽精米） その他：グレープフルーツ	栄養量	エネルギー　660　kcal たんぱく質　27.0　g 脂　質　22.0　g
喫食状況	仕込み食数　160　食	供食数　156　食	残食数　4　食
	（160）人分食材料費　53,916　円	1人当たり食材料費　337.0　円	
	喫食者の反応（残菜の状態・配食方法の検討など・喫食者によりよいサービスができたか）		
実習状況	欠席・遅刻者　0　名（理由　　）		
	作業者の衛生・健康状態　良好（▲川●恵さんがキャベツせん切り中に指を切った）		
	作業内容の反省・検討 主菜： 副菜： 汁： 主食： その他：		
全体の反省			

帳票No.21 栄養出納表

グループ名		実施日	月　　日（　）
クラス	No.	氏名	

食品群名		標準食品構成	1人1日当たり純使用量								合計	平均給与量	エネルギー (kcal)	たんぱく質 (g)	食物繊維 (g)	脂質 (g)	カルシウム (mg)	ビタミン			
			日	日	日	日	日	日	日	日								A (μgRAE)	B_1 (mg)	B_2 (mg)	C (mg)
① 穀類	米																				
	パン類																				
	めん類																				
	その他の穀物																				
	計												Ⓓ								
② いも類	じゃがいも類																				
	こんにゃく類																				
	計																				
③ 砂糖類																					
④ 菓子類																					
⑤ 油脂類	動物性																				
	植物性																				
⑥ 豆類	豆・大豆製品																				
⑦ 魚介類	生物																				
	塩蔵・缶詰																				
	水産練り製品																				
⑧ 肉類	生物																				
	その他の加工品																				
⑨ 卵類																					
⑩ 乳類	牛乳																				
	その他の乳類																				
⑦～⑩計														Ⓔ							
⑪ 野菜類	緑黄色野菜																				
	漬物																				
	その他の野菜																				
⑫ 果実類																					
⑬ 海藻類																					
⑪～⑬計																					
⑭ 調味料類																					
⑮ 調理済み流通食品類														Ⓕ							
合計													Ⓐ	Ⓑ		Ⓒ					

穀物エネルギー比：$\frac{\text{Ⓓ}}{\text{Ⓐ}} \times 100$ （%）

脂質エネルギー比：$\frac{\text{Ⓒ} \times 9}{\text{Ⓐ}} \times 100$ （%）

動物性たんぱく質比：$\frac{\text{Ⓔ} + (\text{Ⓕ} \times x)}{\text{Ⓑ}} \times 100$ （%）

〈栄養出納表記入要領〉

1.「食品構成」欄には，基準栄養量を満たすために設定した定食（最も食数の多いもの）の食品構成を記入する。

2.「1人1日当たり純使用量」欄には，定食（最も食数の多いもの）の献立表に記入してある純使用量を各食品群に従って分類し記入する。

なお，食品群分類の調理済み流通食品類には日本食品標準成分表2020年版（八訂）に掲載されているもののみを記入し，他の調理済み加工食品（既製品）等の加工食品を使用した場合は，その材料の構成割合を確認することにより各々の食品群にわけて記入する。

3.「合計」欄には，実習日数分を合計した値を記入する。

4,「平均給与量」欄には，「合計」値を「1人1日当たり純使用量」の記入日数で除した値を記入する。

5.「エネルギー，たんぱく質，脂質，微量栄養素」欄は，実習日数分の「平均給与量」（1ヵ月平均の場合は1ヵ月平均食品群別給与量）に，食品類別荷重平均成分表を適用し算出する。

施設独自の食品類別荷重平均成分表を作成しているところにおいては，その食品類別荷重平均成分表を使用する。

6.「基準栄養量に対する給与栄養量の比率，穀物エネルギー比，脂質エネルギー比，動物性たんぱく質比」欄は，各々の欄に記載されている算出式により求めて記入する。

7. ここでの基準栄養量はp.12の給与栄養目標量である。

memo

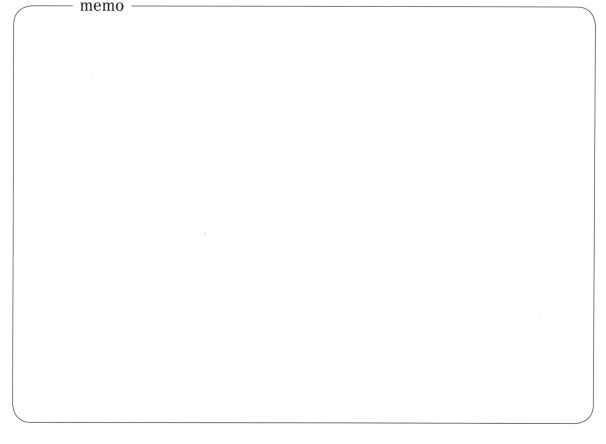

〈食品分類表〉

食品群名		内容及び割合 (%)
①穀類	米	精白米 (64.3), 胚芽精米 (35.5), もち (0.2)
	パン類	フランスパン (51.3), ベーグル (14.5), ロールパン (11.3), 食パン (7.5), ライ麦パン (6.3), ナン (4.7), ぶどうパン (4.4)
	めん類	蒸し中華麺 (51.7), ゆでうどん (15.2), ゆでスパゲティ (14.8), 乾マカロニ (10.5), 生中華麺 (5.0), 乾そうめん (2.8)
	その他の穀物・堅果類	薄力粉(33.3), パン粉(23.2), 白玉粉(15.4), ごま(7.9), 栗甘露煮(5.7), 栗(4.9), 練りごま(4.1), くるみ(1.9), 生麩(1.2), 強力粉(1.1), ぎんなん(0.6), 焼麩(0.3), ココナッツパウダー(0.3), くこの実(0.1)
②いも類	じゃがいも類	じゃがいも (59.6), さつまいも (18.9), 里芋 (9.9), 片栗粉 (7.0), 春雨 (2.3), タピオカ (1.0), 長芋 (0.9), くず (0.4)
	こんにゃく類	こんにゃく (82.4), しらたき (17.6)
③砂糖類		上白糖 (77.1), イチゴジャム (9.1), 黒砂糖 (4.6), はちみつ (2.5), ブルーベリージャム (2.0), マーマレード (2.0), グラニュー糖 (1.4), リンゴジャム (1.3)
④菓子類		
⑤油脂類	動物性	バター (100.0)
	植物性	植物油 (88.5), マヨネーズ (9.5), ごま油 (1.1), マーガリン (0.9), オリーブオイル (0.0)
⑥豆類	豆・大豆製品	木綿豆腐 (53.4), 生揚げ (14.9), ゆで白いんげん豆 (7.6), 油揚げ (4.4), ゆで大豆 (3.7), 乾いんげん豆 (3.0), ゆでひよこ豆 (2.5), 乾小豆 (2.4), ねりあん (2.3), がんもどき (2.1), ゆで赤えんどう豆 (1.3), 絹ごし豆腐 (0.9), ゆで金時豆 (0.6), おから (0.4), きなこ (0.3), 凍り豆腐 (0.2)
⑦魚介類	生物	サケ (23.5), タラ (17.5), サバ (11.3), イカ (9.7), 車エビ (7.4), 芝エビ (6.3), カレイ (5.8), アジ (4.7), サワラ (2.9), ムツ (2.8), 銀ダラ (2.6), カニずわいゆで冷凍 (0.5), アコウダイ (1.6), メルルーサ (1.4), カツオ (1.4), アサリ (0.6)
	塩蔵・缶詰	ズワイガニ水煮缶 (64.1), ホタテ貝柱水煮缶 (18.4), ホタテ干貝柱 (3.8), シラス干 (3.1), 塩クラゲ (2.6), マグロフレーク水煮缶 (2.6), 干エビ (2.5), タラバガニ水煮缶 (2.0), 干桜エビ (0.8), カツオ節 (0.1)
	水産練り製品	ちくわ (46.5), かまぼこ (27.2), さつまあげ (26.3)
⑧肉類	生物	鶏もも皮あり (15.6), 鶏もも皮なし (10.7), 豚ひき肉 (9.2), 豚ロース脂あり (8.8), 牛ひき肉 (8.6), 牛もも脂なし (7.9), 豚もも脂あり (7.5), 豚もも脂なし (6.4), 牛もも脂あり (5.1), 豚肩ロース脂あり (4.0), 鶏胸皮なし (3.0), 鶏胸皮あり (2.7), 豚肩ロース脂なし (2.7), 鶏ひき肉 (2.7), 牛肩ロース脂あり (1.8), 豚バラ脂あり (1.0), 牛赤身ひき肉 (0.7), 牛肩脂なし (0.7), 豚肩脂あり (0.5), 牛外もも脂あり (0.3), 鶏ささみ (0.1)
	その他の加工品	ベーコン (60.6), ゼラチン (16.6), ロースハム (16.3), プレスハム (6.5)
⑨卵類		鶏卵 (96.8), うずら卵水煮 (3.2)
⑩乳類	牛乳	普通牛乳 (100.0)
	その他の乳類	全脂無糖ヨーグルト(85.4), クリーム－乳脂肪(7.5), プロセスチーズ(5.1), コーヒーホワイトナー(0.7), パルメザンチーズ(0.7), クリーム－乳脂肪・植物性脂肪(0.4), エダムチーズ(0.2)
⑪野菜類	緑黄色野菜	人参(19.7), ホールトマト(12.4), トマト(11.4), ほうれん草(9.3), かぼちゃ(9.0), 小松菜(6.9), 青梗菜(6.2), ブロッコリー(5.3), ピーマン(4.1), さやいんげん(3.2), グリーンアスパラ(1.9), さやえんどう(1.8), 春菊(1.4), にら(0.9), かぼちゃピューレ(0.8), パプリカ(0.8), ししとう(0.6), トマトジュース(0.6), サラダ菜(0.5), 貝割れ菜(0.5), みつば(0.4), ミニトマト(0.3), オクラ(0.3), パセリ(0.3), あさつき(0.3), かぶの葉(0.2), ゆでほうれん草(0.2), ターツァイ(0.2), 大根の葉(0.2), しそ葉(0.1), よもぎ(0.1), モロヘイヤ(0.1)
	漬物	ザーサイ (40.9), 梅干し (26.7), 福神漬 (14.5), 甘酢生姜 (9.5), ピクルス (5.0), 紅生姜 (3.4)
	その他の野菜	玉ねぎ (25.6), 大根 (10.2), キャベツ (8.4), きゅうり (7.9), 筍水煮 (5.2), なす (4.8), 白菜 (4.1), レタス (3.9), もやし (3.8), ごぼう (2.8), 長ねぎ (2.8), 本しめじ (2.8), かぶ (1.9), れんこん (1.7), 椎茸 (1.7), えのきたけ (1.4), 大豆もやし (1.4), クリームコーン (1.4), ホールコーン (1.3), セロリ (1.0), ぜんまい (0.7), 生姜 (0.6), 缶マッシュルーム (0.5), マッシュルーム (0.5), サニーレタス (0.5), ゆでグリンピース (0.5), 干椎茸 (0.4), カリフラワー (0.3), たけのこ (0.3), にんにく (0.2), とうもろこし (0.2), ふくろたけ (0.2), うど (0.1), 木耳 (0.1), 菊花 (0.1), ゆでたけのこ (0.1), ヤングコーン (0.1), なめこ (0.1), ズッキーニ (0.1), ラディッシュ (0.1), みょうが (0.1), くわい (0.1)
⑫果実類		りんご (10.7), キウイフルーツ (7.5), みかん (6.7), ぶどうジュース (6.4), 柿 (6.3), 缶パイン (6.0), グレープフルーツ (5.7), 缶みかん (5.4), 缶もも黄桃 (5.5) . オレンジ (4.3), すいか (4.3), いちご (4.0), レモン (3.7), メロン (3.6), オレンジジュース (3.5), バナナ (3.0), 梨 (2.6), ライチ (2.4), グレープフルーツジュース (2.0), ココナッツミルク (1.3), マンゴー (1.0), 缶チェリー (0.7), リンゴジュース (0.7), はっさく (0.5), パイン (0.5), 夏みかん (0.4), 干プラム (0.4), 缶洋梨 (0.2), 干ぶどう (0.2), ブルーベリー (0.1), レモン汁 (0.1), アメリカンチェリー (0.1), 缶もも白桃 (0.1), 練り梅 (0.1)
⑬海藻類		塩蔵わかめ (55.8), 粉寒天 (22.2), 干ひじき (9.9), 乾燥わかめ (7.1), 昆布 (3.4), 焼きのり (0.7), 青のり (0.5), 炊き込みわかめ (0.4)
⑭調味料類		淡色辛みそ (10.4), 赤色辛みそ (0.7), 甘みそ (0.2), 濃口しょうゆ (26.2), 清酒 (13.1), 穀物酢 (12.3), トマトケチャップ (5.8), 食塩 (5.8), 本みりん (5.1), 赤ワイン (3.7), 白ワイン (3.3), トマトピューレ (1.8), ウスターソース (1.5), 中濃ソース (1.5), 淡口しょうゆ (1.4), コンソメ (1.3), 梅酒 (1.0), 粒マスタード (0.8), サイダー (0.6), オイスターソース (0.5), ノンオイルドレッシング (0.6), 炭酸水 (0.5), カレー粉 (0.3), ワインビネガー (0.3), ピザソース (0.2), 顆粒和風だし (0.2), 顆粒中華だし (0.2), 豆板醤 (0.2), チャツネ (0.1), ゆかり (0.1), キュラソー (0.1), 桂花酒 (0.1), 白こしょう (0.1)
⑮調理済み流通食品		冷凍フライドポテト (100.0)

注）食品群の内容について特に細分表示していないものは「生」を使用

女子栄養大学給食システム研究室

〈食品群別荷重平均成分表〉

食品群名		エネルギー (kcal)	たんぱく質 (g)	脂質 (g)	炭水化物 (g)	食物繊維 (g)	カルシウム (mg)	鉄 (mg)	ビタミンA (μgRAE)	ビタミンB_1 (mg)	ビタミンB_2 (mg)	ビタミンC (mg)	食塩相当量 (g)
① 穀類	米	342	5.7	1.2	74.3	0.8	6	0.8	0	0.13	0.02	0	0.0
	パン類	280	8.3	2.5	53.9	2.8	21	0.9	0	0.11	0.06	0	1.4
	めん類	179	5.5	1.1	34.4	3.2	11	0.5	0	0.04	0.10	0	0.5
	その他の穀物・堅果類	352	8.6	9.8	54.2	3.5	136	1.8	1	0.18	0.05	2	0.2
② いも類	じゃがいも類	102	1.1	0.0	20.3	6.2	13	0.5	1	0.08	0.02	22	0.0
	こんにゃく類	5	0.1	0.0	0.1	2.3	49	0.4	0	0.00	0.00	0	0.0
③ 砂糖類		365	0.1	0.0	92.5	0.2	13	0.2	0	0.00	0.00	1	0.0
④ 菓子類													
⑤ 油脂類	動物性	700	0.5	74.5	0.5	0.0	15	0.1	520	0.01	0.03	0	1.9
	植物性	864	0.1	94.7	2.7	0.0	1	0.0	3	0.00	0.00	0	0.2
⑥ 豆類	豆・大豆製品	128	9.1	6.4	6.4	4.0	124	2.1	0	0.13	0.05	0	0.0
⑦ 魚介類	生物	114	16.4	3.7	0.0	0.0	26	0.6	51	0.11	0.17	1	0.3
	塩蔵・缶詰	88	15.3	0.3	0.7	0.0	258	1.0	6	0.01	0.05	0	1.8
	水産練り製品	116	12.0	1.7	13.2	0.0	30	0.8	0	0.04	0.07	0	2.2
⑧ 肉類	生物	197	16.4	13.4	0.0	0.0	5	1.0	13	0.36	0.19	2	0.1
	その他の加工品	342	24.5	25.6	2.1	0.0	7	0.6	4	0.43	0.12	28	1.9
⑨ 卵類		143	11.2	9.4	0.3	0.0	46	1.5	219	0.06	0.37	0	0.4
⑩ 乳類	牛乳	61	3.0	3.5	4.4	0.0	110	0.0	38	0.04	0.15	1	0.1
	その他の乳類	101	4.4	7.1	3.4	0.0	149	0.0	57	0.04	0.15	1	0.3
⑪ 野菜類	緑黄色野菜	28	1.2	0.1	4.3	2.3	43	0.8	267	0.08	0.09	31	0.0
	漬物	41	1.4	0.2	5.6	3.6	77	1.8	2	0.09	0.05	0	11.6
	その他の野菜	28	1.0	0.1	4.7	2.1	22	0.4	6	0.05	0.05	12	0.0
⑫ 果実類		57	0.5	0.3	12.4	1.1	12	0.2	16	0.04	0.02	29	0.0
⑬ 海藻類		82	2.8	0.4	2.2	28.4	245	3.3	121	0.06	0.14	5	2.9
⑭ 調味料類		100	3.4	0.9	5.9	0.8	29	1.2	5	0.03	0.07	1	12.5
⑮ 調理済み流通食品類		153	2.1	5.3	21.6	4.3	6	1.6	0	0.09	0.03	16	0.0

注）ここでのたんぱく質はアミノ酸組成によるたんぱく質，脂質は脂肪酸のトリアシルグリセロール当量，炭水化物は利用可能炭水化物（質量計）である。

女子栄養大学給食システム研究室

13　総合評価会

目　的

実習結果を各テーマ別にまとめ，計画と実際との比較を中心に問題点を分析し，栄養士業務について検討し，評価する。

方　法

① 評価会グループは下記のとおり7グループ（A ～ G）に分かれ，各テーマごとに研究計画を立て，全期間の実習を考察する。

② テーマごとに実習期間中に調査・実験などを組み込み，必要なデータを収集する。

③ 評価会グループメンバーは，調理・供食実習グループとは異なる。

④ 各グループとも責任者（リーダー，サブリーダー）と運営委員を決める。

⑤ この評価会は，運営委員を中心として自主的に計画し，実施する。

グループ別のテーマ及び発表内容

グループ	テーマ	発　表　内　容
A	実習全体の振り返り	〈目的〉 調理・供食実習中の作業やでき上がった料理の写真を用い，全期間中の実習を考察する。 〈内容例〉 メニューの評価，作業の特徴，喫食者の反応などを，グループごとに実習のハイライトとしてまとめる。
B	栄養・食事管理	〈目的〉 給食における栄養管理のあり方についてまとめる。 〈内容例〉 給与栄養目標量と摂取栄養量，食品構成と栄養出納表，PFC比，4群点数比較，残菜を除く実際の摂取量などにより，栄養管理上からの問題点などを考察する。
C	作業管理	〈目的〉 大量調理の作業の特性についてまとめる。 〈内容例〉 調理工程，人員配置，機器の使い方，作業動線を作業時間調査（工程表）から分析し，下調理，主調理，後片付け，洗浄，食堂整備について作業をスムースに行うための注意点などを考察する。
D	食品管理	〈目的〉 給食における食材の購入のあり方，食材の効率的な利用方法，使用上の注意点をまとめる。 〈内容例〉 食材価格と原価計算，食材価格の変動（期間中価格，小売物価，卸売物価，マーケットリサーチ結果との比較），廃棄率（成分表との比較，発注量，倉出し係数の検討），検収，入出庫，配分での問題点などの検討をする。
E	衛生安全管理	〈目的〉 集団給食における衛生管理のあり方についてまとめる。 〈内容例〉 衛生管理の必要性，大腸菌群簡易試験の結果の分析，ドライシステム・安全管理上の問題点・衛生管理のチェック事項・食中毒を防止するにはどのような点に注意すべきかを考察する。
F	栄養教育計画	〈目的〉 給食を通しての喫食者への栄養教育のあり方についてまとめる。 〈内容例〉 実習の中で計画された栄養教育（献立，媒体等含む）について，全期間を通して実施後の評価を行う。
G	喫食者サービス管理	〈目的〉 喫食者においしく食事をしていただくためには，どのような食事計画，サービス計画が必要なのかをまとめる。 〈内容例〉 嗜好調査，残菜調査，喫食者動線，喫食環境，適温サービスなどについて評価をする。

帳票類

No.1　食事計画表

No.2　食品構成表

No.3　期間献立計画表（15日間）

No.4　給食管理実習献立一覧表

No.5　料理別献立表

No.6　栄養量算定用献立表（料理別）

No.7　栄養量算定用献立表（まとめ）

No.8　レシピ（作業指示書）

No.9　食材発注日計表

No.10　発注書（検収チェック表）

No.11　食材日計表（まとめ）

No.12　作業工程表

No.13-1 ～ 4　衛生・安全チェック表

No.14　栄養教育計画と評価

No.15　実験計画と結果及び考察

No.16　廃棄調査記録

No.17　供食重量と残菜調査記録

No.18　調理中の重量変化

No.19　検食簿

No.20　給食日誌

No.21　栄養出納表

No.22　調理・供食実習，管理実習の考察と反省

No.23　総合評価会を終えての考察と感想

帳票No.1 食事計画表

グループ名		実施日	月　日（　）
クラス	No.	氏名	

項　目	
1．給食目的	
2．対象の特性	
3．調理条件 主要機器と従業員	
4．献立作成時期	
5．献立作成期間	

6．給食対象人員構成	年齢	身体活動レベル	男	女	小計
	合　計				

7．食数		8．食事時間　　～
9．配食方法		
10．食材費		

11．昼食の目標量

エネルギー (kcal)	たんぱく質 (g)	脂質 (g)	食物繊維 (g)	カルシウム (mg)	鉄 (mg)	食塩相当量 (g)	ビタミン A (μRAE)	ビタミン B_1 (mg)	ビタミン B_2 (mg)	ビタミン C (mg)

12．備考

◆食品構成作成資料

	食　品　名	回　数	1回の使用量のめやす	価　格 (円)
主食	米 パン めん		85 g 80 g 90 g（生の重量）	30～60
主菜主材料	肉 魚 豆・豆製品 卵		70～75 g 70～75 g 30～100 g（乾物含む） 75 g	120～220
付け合わせ 副菜	いも 緑黄色野菜 淡色野菜		50～80 g 50～80 g 100 g	30～100
汁	みそ汁 清汁 洋風スープ 華風スープ		150～180 g（汁碗） 150～180 g（汁碗） 150～170 g（カップ） 150～230 g（皿）	20～60
デザート	果物 乳製品 ゼリー，他		80～90 g	20～60
飲み物	緑茶 紅茶，他		100 g（湯呑） 160～170 g（カップ）	1～20

帳票No.2 食品構成表

グループ名		実施日	月　日（　）
クラス	No.	氏名	

食品群名		分量(g)	エネルギー(kcal)	たんぱく質(g)	脂質(g)	炭水化物(g)	食物繊維(g)	カルシウム(mg)	鉄(mg)	ビタミンA(μgRAE)	ビタミンB_1(mg)	ビタミンB_2(mg)	ビタミンC(mg)	備考
① 穀類	米													エネルギーバランス たんぱく質　　％ 脂　質　　％ 穀　類　　％ 動物性たんぱく質　　％
	パン類													
	めん類													
	その他の穀物													
	計													
② いも類	じゃがいも類													
	こんにゃく類													
	計													
③ 砂糖類														
④ 菓子類														
⑤ 油脂類	動物性													
	植物性													
⑥ 豆類	豆・大豆製品													
⑦ 魚介類	生物													
	塩蔵・缶詰													
	練り製品													
⑧ 肉類	生物													
	その他の加工品													
⑨ 卵類														
⑩ 乳類	牛乳													
	その他の乳類													
⑦～⑩計														
⑪ 野菜類	緑黄色野菜													
	漬物													
	その他の野菜													
⑫ 果実類														
⑬ 海藻類														
⑪～⑬計														
⑭ 調味料類														
⑮ 調理済み流通食品類														
合　計														
給与栄養目標量														
比率（％）														

帳票No.3 期間献立計画表（15日間）

グループ名	実施日	月　日（　）
クラス　No.	氏名	

	主食			主菜の配分												区分別料理名					
				様式別			主材料別				調理方法別					主菜	副菜	副菜	汁	デザート フルーツ	お茶
	米	パン	めん	和	洋	中	肉	魚	卵	豆	揚	焼	煮	炒	蒸						
1																					
2																					
3																					
4																					
5																					
6																					
7																					
8																					
9																					
10																					
11																					
12																					
13																					
14																					
15																					
計																					

帳票No.4　給食管理実習献立一覧表

グループ名		実施日	月　　日（　）
クラス	No.	氏名	

	月　　日(　)	月　　日(　)	月　　日(　)	月　　日(　)	月　　日(　)
	喫食対象	喫食対象	喫食対象	喫食対象	喫食対象
	月　　日(　)	月　　日(　)	月　　日(　)	月　　日(　)	月　　日(　)
	喫食対象	喫食対象	喫食対象	喫食対象	喫食対象
	月　　日(　)	月　　日(　)	月　　日(　)	月　　日(　)	月　　日(　)
	喫食対象	喫食対象	喫食対象	喫食対象	喫食対象

帳票No.5 料理別献立表

グループ名		実施日	月　日（ ）
クラス	No.	氏名	

料理名

食品名	1人分					発注・調理上のポイント
	純使用量（g）	調味（%）	廃棄（%）	使用量（g）	価格（円）	

エネルギー	たんぱく質	脂質	塩分	価格	盛り付け予定量
kcal	g	g	g	円	g

◆ 調理工程と作業分担

時間	9：30	10：00	10：30	11：00	11：30	12：00	12：30	13：00
調理工程								
機器								
分担								

◆ 食器と盛り付け図

◆ 配膳場所

帳票No.6 栄養量算定用献立表(料理別)

グループ名		実施日	月　日(　)
クラス	No.	氏名	

料理名	食品名	純使用量 1人分 (g)	エネルギー (kcal)	たんぱく質 (g)	脂質 (g)	炭水化物 (g)	食物繊維 (g)	カルシウム (mg)	鉄 (mg)	ナトリウム (mg)	食塩相当量 (g)	ビタミン				備考
												A (μgRAE)	B_1 (mg)	B_2 (mg)	C (mg)	
																4群点数
																1群
																2群
																3群
																4群
合計																

帳票No.7 栄養量算定用献立表（まとめ）

グループ名		実施日	月　日（　）
クラス	No.	氏名	

	料理名	1人分重量(g)	エネルギー(kcal)	たんぱく質(g)	脂質(g)	炭水化物(g)	食物繊維(g)	カルシウム(mg)	鉄(mg)	ナトリウム(mg)	食塩相当量(g)	ビタミン				価格(円)	4群点数	エネルギーバランスなど
												A(μgRAE)	B_1(mg)	B_2(mg)	C(mg)			
	給与栄養目標量																	
																	1群	穀物エネルギー比
																		%
予																	2群	たんぱく質エネルギー比
																		%
																	3群	脂質エネルギー比
																		%
定																	4群	動物性たんぱく質比
	合計																	%
	給与栄養目標量に対する到達度(%)																計	
																		穀物エネルギー比
																		%
実																		たんぱく質エネルギー比
																		%
																		脂質エネルギー比
																		%
施																		動物性たんぱく質比
	合計																	%
	給与栄養目標量に対する到達度(%)																	
摂																		たんぱく質エネルギー比
																		%
取																		脂質エネルギー比
	合計																	%
	給与栄養目標量に対する到達度(%)																	

帳票No.8 レシピ（作業指示書）

グループ名	実施日	月　日（　）
クラス　No.	氏名	

料理名	食品名	1人分				（　　）人分		調味（%）	調理方法の指示
		総使用量（g）	廃棄率（%）	使用量（g）	価格（円）	総使用量（kg）	使用量（kg）		

栄養量と価格		料理名	でき上がり重量	1人分盛り付け量	盛り付け図	衛生上のポイント（CCPの記入を含めて）
エネルギー	（kcal）		（kg）	（g）		
たんぱく質	（g）					
脂質	（g）					
食物繊維	（g）					
食塩相当量	（g）					
価格	（円）					

帳票No.9　食材発注日計表

グループ名	実施日	月　日（　）
クラス	No.	氏名

料理名	発注用							原価計算用			
	食品名	1人分 使用量 （g）	総使用量 （kg）	発注量	単価 （円）	価格 （円）	購入先	実施 使用量	単価 （円）	価格 （円）	1人分 価格 （円）
								合計			

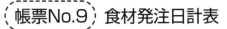

帳票No.10 発注書(検収チェック表)

＿＿＿＿＿＿＿＿様御中

＿＿＿＿期＿＿＿班

発注日　　年　　月　　日(　)
受取日　　年　　月　　日(　)

食品名	数量	予定金額	備考・規格	納品重量

受取責任者＿＿＿＿＿＿＿＿

グループ名		実施日	月　　日(　)
クラス	No.	氏名	

帳票No.10 発注書(検収チェック表)

＿＿＿＿＿＿＿＿様御中

＿＿＿＿期＿＿＿班

発注日　　年　　月　　日(　)
受取日　　年　　月　　日(　)

食品名	数量	予定金額	備考・規格	納品重量

受取責任者＿＿＿＿＿＿＿＿

帳票No.11 食材日計表（まとめ）

グループ名	実施日	月　　日（　）
クラス	No.	氏名

◆料理別食材費１人分

	料理名	予　定		実　施		差額（円）	備　　考
		価格（円）	比率（%）	価格（円）	比率（%）		
主　菜							
副　菜							
汁							
主　食							
デザート							
茶・その他							
合　　計							

◆購入先別食材費（仕込数：　　　　人分金額）

	食品群	購　入　先	予　定		実　施		内　訳（食品名）
			価格（円）	比率（%）	価格（円）	比率（%）	
購入品	魚介類						
	獣鳥肉卵類						
	乳類						
	青果						
	その他						
小　計							
在庫品	穀類						
	調味料						
	その他						
小　計							
総　合　計							
期　間　累　計							

◆食材発注及び原価計算に関するまとめ

帳票No.12 作業工程表

グループ名		実施日	月　日（　）
クラス	No.	氏名	

	料理名	作業開始 時刻							喫食開始
調理工程									

機器利用	機器名							調理条件

〈前日仕込み〉	〈当日の作業分担〉 食器洗浄： 器具洗浄： 布巾洗濯： 清　掃：

帳票No.13－1 衛生・安全チェック表

グループ名	実施日	月　日（　）
クラス　No.	氏名	

年　月　日

記入担当者（　　　　　）

◆1　調理担当者の衛生管理点検表

			点　検　項　目	No.					No.					No.					No.				
栄養士担当	調理前	1	健康診断，検便検査の結果に異常はありませんか																				
		2	下痢，発熱等の症状はありませんか																				
		3	手指や顔面に化膿創がありませんか																				
		4	爪は短く切っていますか																				
		5	指輪やマニキュアをしていませんか																				
		6	着用する実習着，帽子，前掛けは作業専用で清潔なものですか																				
		7	ピアス，イヤリング，ネックレス等の装身具をはずしましたか																				
		8	毛髪が帽子から出ていませんか																				
	調理中	9	毛髪が帽子から出ていませんか																				
		10	専用の履物を使っていますか																				
		11	手洗いを適切に行っていますか																				
		12	トイレには，実習着のままで入らないようにしていますか																				
		13	実習室から出る場合には実習着を脱いでいますか																				
		14	手指に傷のある者が直接食品の取り扱いをしていませんか																				
		15	盛り付け・サービス時に必要に応じて手袋の使用がされていましたか																				
		16	盛り付け・サービス時にマスクを使用していましたか																				

（○×式で記入）

			点　検　項　目	No.					No.					No.					No.				
調理員担当	調理前	1	健康診断，検便検査の結果に異常はありませんか																				
		2	下痢，発熱等の症状はありませんか																				
		3	手指や顔面に化膿創がありませんか																				
		4	爪は短く切っていますか																				
		5	指輪やマニキュアをしていませんか																				
		6	着用する実習着，帽子，前掛けは作業専用で清潔なものですか																				
		7	ピアス，イヤリング，ネックレス等の装身具をはずしましたか																				
		8	毛髪が帽子から出ていませんか																				
	調理中	9	毛髪が帽子から出ていませんか																				
		10	専用の履物を使っていますか																				
		11	手洗いを適切に行っていますか																				
		12	トイレには，実習着のままで入らないようにしていますか																				
		13	実習室から出る場合には実習着を脱いでいますか																				
		14	手指に傷のある者が直接食品の取り扱いをしていませんか																				
		15	盛り付け・サービス時に必要に応じて手袋の使用がされていましたか																				
		16	盛り付け・サービス時にマスクを使用していましたか																				

（○×式で記入）

帳票No.13−2 衛生・安全チェック表

グループ名		実施日	月　日（　）
クラス	No.	氏名	

◆2 食品の取り扱い等点検表

年　月　日

記入担当者(　　　　)

		点検項目	点検結果
原材料	1	原材料の納入に際し立ち会いましたか	
	2	検収で発注控に基づき点検を行いましたか	
	3	原材料の納入時の時刻及び温度の記録がされていますか	
	4	原材料は分類し，適切な場所，適切な温度で保管されていますか	
	5	原材料の包装を取り除き，専用の容器に入れ換えて保管していますか	
	6	下処理を確実に実施していますか	
	7	冷蔵庫または冷凍庫から出した原材料は速やかに調理に移行させていますか	
	8	非加熱食品であって，やむを得ず調理に移行するまで30分以上を要する場合には冷蔵設備に保管されていますか	
調理中	1	野菜及び果物を加熱せずに供する場合には，適切な洗浄・消毒を実施していますか	
	2	加熱調理食品は，中心部が75℃で1分以上*加熱されていますか *二枚貝等ノロウイルス汚染のおそれのある食品の場合は85～90℃で90秒以上	
	3	食品を放冷する場合，非加熱食品を下処理後一時保管する場合等に，清潔な場所で行っていますか	
調理後	1	調理後，食品を放冷する場合には，速やかに中心温度を下げる工夫がされていますか	
	2	調理後の食品は衛生的な容器にふたをして保存していますか	
	3	調理後の食品は適切に温度管理が行われ，必要な時間及び温度が記録されていますか	
	4	調理後の食品は2時間以内に喫食されていますか	
保存食	1	保存食は，原材料（購入した状態のもの）及び調理済み食品を食品ごとに50g程度ずつ清潔な容器に密封して入れ，－20℃以下で2週間以上保存されていますか	
	2	保存食は，調理された料理を料理ごとに50g程度ずつ清潔な容器に密封して入れ，－20℃以下で2週間以上保存されていますか	
廃棄物	1	廃棄物（ゴミ）は分別して処理しましたか	
	2	廃棄物容器は，汚臭・汚液がもれないように管理するとともに，作業終了後は速やかに清掃し，衛生上支障のないように保持されていますか	
	3	保存期間を過ぎた保存食は，適切に処理されていますか	

◆3 調理施設の点検表

年　月　日

記入担当者(　　　　)

	点検項目	点検結果
1	手洗い設備には石鹸，爪ブラシ，ペーパータオル，殺菌液が置かれていますか	
2	調理室には部外者が入ったり，不必要な物品が置かれていませんか	
3	汚染作業区域と非汚染作業区域に区別されていますか	
4	シンクは用途（下処理，魚肉，生食）別に相互汚染しないように設置されていますか	
5	施設は十分な換気が行われ，高温多湿が避けられていますか	
6	調理室の清掃は全ての食品が調理場内から完全に排出された後，適切に実施されましたか	
7	清掃時に床から60cm以下に置かれている器具類を上にあげて床の掃除をしましたか	
8	壁，床，排水溝の清掃及び水切りを行いましたか	
9	検収コーナー，食品庫の清掃を行いましたか（掃く，床ふき，棚をふく，ゴミの処理）	
10	外流し，外周の清掃，整備を行いましたか	
11	専用の履物（シューズ，長靴，サンダル等）の汚れを落とし，整頓しましたか	

◆4 調理器具等の点検表

年　月　日

記入担当者（　　　　）

	点検項目	点検結果
1	包丁，まな板等の調理器具は用途別及び食品別に用意し，混同しないように使用されていますか	
2	調理器具，容器等は使用後（必要に応じて使用中）に洗浄・殺菌し，乾燥されていますか	
3	全ての調理器具，容器等は衛生的に保管されていますか	
4	ふきん，おしぼりの洗濯・殺菌は行われましたか	
5	洗浄用品（スポンジ，タワシ，三角コーナー等）が区別して使用されていましたか	
6	その他，文房具等の整備を行いましたか	

◆5 食堂の点検表

年　月　日

記入担当者（　　　　）

		点検項目	点検結果
喫食前	1	床面の清掃を行いましたか	
	2	テーブルを適切に配置し，清掃・消毒を行いましたか	
	3	消毒したおしぼりなどを準備しましたか	
	4	サービスカウンター，サービステーブル，トレーワゴン等の清掃・消毒を行いましたか	
	5	下膳コーナーの準備を行いましたか	
喫食中後	1	衛生上のクレームや問題（食堂内の汚れ，異物混入等）が発生した場合には適切な処理を行いましたか	
	2	喫食後の清掃を行いましたか	

帳票No.13−3 衛生・安全チェック表

グループ名		実施日	月　日（　）
クラス	No.	氏名	

年　月　日

◆6　大腸菌群簡易試験　記入担当者（　　　　　）

No.	項　目	採取時の状態	陰性（−）	陽　性			綿棒	サンパック	判定結果のコメント
				1～30（＋）	31～100（＋＋）	101～（＋＋＋）			
1									
2									
3									
4									
5									
6									
7									
8									
9									
10									
11									
12									
13									
14									
15									
16									
17									
18									
19									
20									
21									
22									
23									
24									
25									
26									
27									
28									
29									
30									
31									
32									
33									
34									
35									

年　月　日

◆7　使用水の点検表　採取場所：　記入担当者（　　　　　）

	採取時間	色	濁り	臭い	異物	残留塩素
作業開始前						mg/L
作業終了後						mg/L

◆8　食器の洗浄テスト

検査項目	食器の種類	結果（判定）	備考
でんぷん・脂肪・たんぱく質			
でんぷん・脂肪・たんぱく質			
でんぷん・脂肪・たんぱく質			
でんぷん・脂肪・たんぱく質			
でんぷん・脂肪・たんぱく質			
でんぷん・脂肪・たんぱく質			
でんぷん・脂肪・たんぱく質			
でんぷん・脂肪・たんぱく質			
でんぷん・脂肪・たんぱく質			
でんぷん・脂肪・たんぱく質			

検査項目はいずれかに○印をつける。

◆9　中性洗剤の残留テスト

器具名	結果（判定）	備考

帳票No.13－4 衛生・安全チェック表

グループ名		実施日	月　日（　）
クラス	No.	氏名	

年　月　日

◆10　調理室・冷凍庫・冷蔵庫の温度・湿度調節　記入担当者（　　）

	9：30	11：00	13：30	15：00	16：30
外気温度					
外気湿度					
調理室温度					
調理室湿度					
冷凍庫温度					
冷蔵庫温度					

◆11　料理の保管中の温度

料理名	でき上がり（℃）	保温・保冷中の温度（℃）			保温機器	機器設定温度（℃）	備考
		12：00	12：20	13：00			

◆12　事故の発生状況

場所	氏名	発生理由	処置・処理	場所	氏名	発生理由	処置・処理
調理室				食堂			

◆13　苦情・事件の発生

時刻	場所	内容	処理担当者

年　月　日

◆14　原材料の納入時の時刻・温度調査（検収時）　記入担当者（　　）

原材料名	納入時刻	生産地・製造者	鮮度	異物	温度（℃）
	：				
	：				
	：				
	：				
	：				
	：				
	：				
	：				
	：				
	：				
	：				
	：				
	：				
	：				
	：				
	：				
	：				
	：				
	：				
	：				
	：				
	：				
	：				
	：				
	：				
	：				

帳票No.14 栄養教育計画と評価

グループ名		実施日	月　日（　）
クラス	No.	氏名	

テーマ：

1．当日の献立

2．テーマの設定理由

3．栄養教育の設定条件（対象特性及び人数．実施予定日，場所等）

4．指導方法（内容，指導上のポイント，使用媒体，評価方法を用いた項目別に記入）

5．結果のまとめ及び評価

6．考察

帳票No.15 実験計画と結果及び考察

グループ名		実施日	月　日（　）
クラス	No.	氏名	

◆実験計画

テーマ

1．テーマの設定理由

2．方法（項目だてをして項目ごとに方法を記入）

3．使用器具・文具

◆結果及び考察

〈考察〉

帳票No.16 廃棄調査記録

グループ名	実施日	月　日（　）
クラス　No.	氏名	

食品名	予定			実施					廃棄状況
	純使用量（kg）	廃棄率（%）	使用量（kg）	検収量（kg）	使用量（kg）	廃棄量（kg）	純使用量（kg）	廃棄率（%）	

◆検収に関する考察

◆廃棄調査に関する考察

注）①使用量＝純使用量×発注係数。予定は，レシピ（帳票No.8）から転記。同一食品を複数の料理で使用した場合には実施純使用量欄に料理名を記入

②廃棄率＝廃棄量／検収量×100

帳票No.17 供食重量と残菜調査記録

グループ名		実施日	月　日（　）
クラス	No.	氏名	

		料　理　名						
A	仕込食数	（食）						
B	でき上がり重量	（kg）						
C	盛り残し重量	（kg）						
D	供食重量	（kg）						
E	1人分 盛り付け予定量	（g）						
F	供食数	（食）						
G	1人分供食量	（g）						
H	残菜重量	（kg）						
I	残菜率	（%）						
J	1人分残菜重量	（g）						
K	1人分摂取量	（g）						
残菜状況								

◆　残菜調査に関する考察

帳票No.18 調理中の重量変化

グループ名	実施日	月　日（　）
クラス　No.	氏名	

測定項目	調理操作・条件	調理操作前	調理操作後	変化内容

◆ 重量変化に関する考察

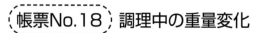

帳票No.19 検食簿

グループ名	実施日	月　日（　）
クラス　No.	氏名	

◆献立について

項　目	評　価	理　由
料理，味の組み合わせ方	大変よい　よい　悪い	
1　人　分　の　量	多い　丁度よい　少ない	
盛　り　付　け　方	大変よい　よい　悪い	

◆料理別について（理由は必ず明記すること）

料理名	項目	評　価	理　由
主　菜 （　　）	味	よい　ふつう　悪い	
	量	多い　丁度よい　少ない	
	温度	適温　適温でない*	
付け合わせ （　　）	味	よい　ふつう　悪い	
	量	多い　丁度よい　少ない	
	温度	適温　適温でない*	
副　菜 （　　）	味	よい　ふつう　悪い	
	量	多い　丁度よい　少ない	
	温度	適温　適温でない*	
汁 （　　）	味	よい　ふつう　悪い	
	量	多い　丁度よい　少ない	
	温度	適温　適温でない*	
主　食 （　　） 重量　g	味	よい　ふつう　悪い	
	量	多い　丁度よい　少ない	
	温度	適温　適温でない*	
デザート含果実 （　　）	味	よい　ふつう　悪い	
	量	多い　丁度よい　少ない	
	温度	適温　適温でない*	

注）*温菜の場合は“冷めている”，冷菜の場合は“冷たくない”と考える。

◆その他

〈その他の料理について*〉	〈サービスについて〉
〈食器類の使い方について〉	〈今日の主菜でどんな組み合わせを考えますか〉

注）*食材の配合比率，外観（色彩・形・艶《つや》），テクスチャー（硬さ・舌触り・滑らかさ等），香りなどについても評価する。

帳票No.20 給食日誌

グループ名	実施日	月　日（　）
クラス	No.	氏名

月　　日（　）天候〈　　〉

<table>
<tr><td rowspan="3">献立名</td><td rowspan="3" colspan="2">主菜：
副菜：
汁：
主食：
その他：</td><td rowspan="3">栄養量</td><td colspan="2">エネルギー　kcal</td></tr>
<tr><td colspan="2">たんぱく質　g</td></tr>
<tr><td colspan="2">脂　質　g</td></tr>
<tr><td rowspan="3">喫食状況</td><td>仕込み食数　食</td><td colspan="3">供食数　食</td><td>残食数　食</td></tr>
<tr><td colspan="2">（　　）人分食材費　円</td><td colspan="3">1人分当たり食材費　円</td></tr>
<tr><td colspan="5">喫食者の反応（残菜の状態・配食方法の検討など・喫食者によりよいサービスができたか）</td></tr>
<tr><td rowspan="3">実習状況</td><td colspan="5">欠席・遅刻者　　名（理由　　）</td></tr>
<tr><td colspan="5">作業者の衛生・健康状態</td></tr>
<tr><td colspan="5">作業内容の反省・検討
主菜：
副菜：
汁：
主食：
その他：</td></tr>
<tr><td>全体の反省</td><td colspan="5"></td></tr>
</table>

帳票No.21 栄養出納表

グループ名		実施日	月 日 ( )
クラス	No.	氏名	

食品群名		標準食品構成	1人1日当たり純使用量								合計	平均給与量	エネルギー (kcal)	たんぱく質 (g)	食物繊維 (g)	脂質 (g)	カルシウム (mg)	ビタミン			
			日	日	日	日	日	日	日	日								A (μgRAE)	B_1 (mg)	B_2 (mg)	C (mg)
① 穀類	米																				
	パン類																				
	めん類																				
	その他の穀物																				
	計												Ⓓ								
② いも類	じゃがいも類																				
	こんにゃく類																				
	計																				
③ 砂糖類																					
④ 菓子類																					
⑤ 油脂類	動物性																				
	植物性																				
⑥ 豆類	豆・大豆製品																				
⑦ 魚介類	生物																				
	塩蔵・缶詰																				
	水産練り製品																				
⑧ 肉類	生物																				
	その他の加工																				
⑨ 卵類																					
⑩ 乳類	牛乳																				
	その他の乳類																				
⑦〜⑩計														Ⓔ							
⑪ 野菜類	緑黄色野菜																				
	漬物																				
	その他の野菜																				
⑫ 果実類																					
⑬ 海藻類																					
⑪〜⑬計																					
⑭ 調味料類																					
⑮ 調理済み流通食品類														Ⓕ							
合計													Ⓐ	Ⓑ		Ⓒ					

穀物エネルギー比：$\frac{Ⓓ}{Ⓐ} \times 100$ (%)

脂質エネルギー比：$\frac{Ⓒ \times 9}{Ⓐ} \times 100$ (%)

動物性たんぱく質比：$\frac{Ⓔ + (Ⓕ \times x)}{Ⓑ} \times 100$ (%)

帳票No.22 調理・供食実習，管理実習の考察と反省

グループ名		実施日	月　日（　）
クラス	No.	氏名	

〈管理業務について〉	〈調理業務について〉	〈学習のまとめ〉

帳票No.23 総合評価会を終えての考察と感想

グループ名	実施日	月　日（　）
クラス　No.	氏名	

評価会グループ名：	〈総合評価会を聞いての考察〉 テーマ：

memo

memo

memo

memo

memo

URL https://daiichi-shuppan.co.jp

上記の弊社ホームページにアクセスしてください。

＊訂正・正誤等の追加情報をご覧いただけます。

＊書籍の内容，お気づきの点，出版案内等に関するお問い合わせは，「ご意見・お問い合わせ」専用フォームよりご送信ください。

＊書籍のご注文も承ります。

＊書籍のデザイン、価格等は、予告なく変更される場合がございます。ご了承ください。

第９版　給食《きゅうしょく》の運営《うんえい》管理《かんり》実習《じっしゅう》テキスト

平成６(1994)年３月10日　初版第１刷発行
令和５(2023)年１月20日　第９版第１刷発行

編　者　石《いし》　田《だ》　裕《ひろ》　美《み》
　　　　松《まつ》　月《づき》　弘《ひろ》　恵《え》
　　　　堀《ほり》　端《ばた》　　　薫《かおり》

発行者　井　上　由　香

発行所　第一出版株式会社
〒102-0073　東京都千代田区九段北2-3-1 増田ビル1階
電話 (03)5226-0999　FAX (03)5226-0906

印　刷　明　和　印　刷

製　本　松　島　製　本

※ 著者の了解により検印は省略
定価は表紙に表示してあります。乱丁・落丁本は，お取替えいたします。

ISBN978-4-8041-1464-4　C1077